思考の
クセがわかる!

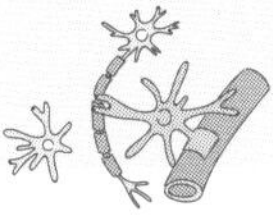
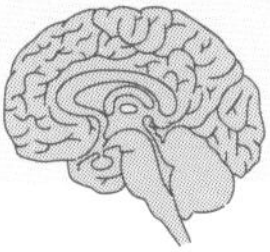
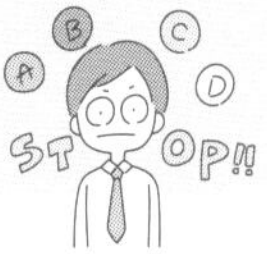

脳のメカニズム

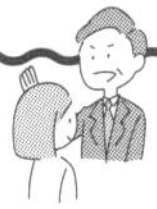
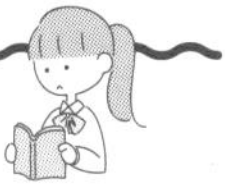

について
加藤俊徳先生に聞いてみた

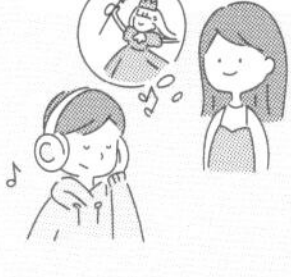

加藤俊徳 著

Gakken

はじめに

人類の脳科学的世界への扉

人類は、地球を舞台に活躍を続けるために、脳を使い、成長させて、地球の自然と共生しています。人類の脳は、大脳に3つの脳領域、すなわち「超脳野」を、構造的に進化させています。その結果、人類の脳機能は3つの能力を発展させました。前頭葉にある超前頭野は思考力を、側頭葉にある超側頭野は記憶力を、頭頂葉にある超頭頂野は理解力を、それぞれ担っています。

映画『猿の惑星』では、猿が支配する世界観が展開されていますが、現実世界では大いに繁栄しているのは人類です。そもそも、「超脳野」を獲得した人類は、チンパンジーやボノボといった類人猿とは、脳のハードウエアが違っています。類人猿が持つ脳の見る力、聞く力、動く力に加えて、思考力、記憶力、理解力を生み出す超脳野を使って高次脳機能を発達させてきました。

そして、人類が獲得した記憶力、理解力によって、身体の役割に変化が生じました。口は、生存のために食べるだけでなく、複数の言葉を使った会話をする役割を担いました。手は、火を使用するだけでなく、絵や文字を書くこともできるようになり、今ではインターネット上の情報共有やコミュニケーションシステムが急速に発展しています。二足歩行による身体能力の向上は、祖先の違いや、人種や思想の違いによって居住空間が異なる人々の交流の発展を支えてきました。地球上では、外交や貿易、交通手段などを通じた国家間の交流がいっそう発展し、類人猿がなしえなかった広範な地域間交流は、人類の生活を豊かにしてきました。

手、足、口など身体をコントロールする運動脳（運動系脳番地）を自由な発想で使いこなす一方で、我々人類は、多くの紛争を絶え間なく生み出しています。食料、エネルギーなどライフラインの確保や自分の集団の持つ思想をもっともっと広げようとして、鉄の塊に火薬を詰め込んで、同じ人類の敵陣の空に放ちます。海で囲まれた美しき島国、日本に二度も原爆が投下された事実があっても、いまだ地球上の戦争は絶え間なく続いています。

これは、人類の変えられない「思考のクセ」のひとつなのでしょうか？

私たち人類は、人種や思想の違いがあっても大差のない「脳のメカニズム」を共有しています。端的にいえば、人類が司る超脳野を使った高次脳機能は未完成と考えられます。類人猿よりも進化した脳の構造は保持していても、進化した超脳野自体は、未熟で発展途中と考えることができます。

21世紀の地球人にとって一番の課題は、同じ地面に住んでいる人々を殺戮する、いわば、自己破壊の「思考のクセ」を変える新しい「脳の使い方」を獲得することです。もし、この「思考のクセ」を改善できなければ、地球外の宇宙空間や惑星に棲家を見つけても同じような「脳の使い方」が継承されます。すなわち、未来に生き延びるためには、自己破壊の「思考のクセ」を改善することが、人類共通の「脳の問題」ではないでしょうか。

私は14歳のとき、スポーツのトレーニング中に、脳が身体を支配していることに気がついて以来、50年ほどの歳月を重ねて脳の探究を続けてきました。１９９０年代に入るまでは、人の脳を容易に計測したり、脳のはたらきを調べたりする脳科学技術はありませんでした。そのため、私は、ＭＲＩを使って「脳相診断法」（脳の画像を分析してその人の得意・不得意、性格、病変などを診断する方法）を開発しました。この脳診断の技術革新によって、個々人の脳の特徴が、人生とともに変わっていく様子を可視化することができました。加えて、近赤外光を使って頭皮上から脳機能を定量化できるｆＮＩＲＳ法を開発しました。これによって、ハンズフリーの状態で、各脳番地のはたらきを追跡できるようになりました。こうして、赤ちゃんから超高齢者まで、個々人の生活における脳のはたらきを知ることができるようになったのです。

このように、人々の社会生活を理解するための脳科学的知見はようやく積み重なり始めています。人類が超脳野をさらに進化させて、地球環境と正しく共生できる脳科学的世界の実現には、人類一人ひとりの脳の使い方の成長が不可欠です。

本書が読者の脳科学的生活の第一歩に貢献できることを期待しています。

脳内科医／「脳の学校」代表　加藤俊徳

思考のクセがわかる!

脳のメカニズムについて加藤俊徳先生に聞いてみた

目次

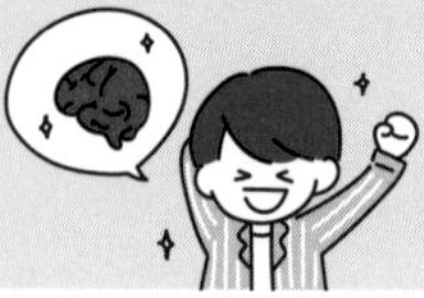

はじめに　人類の脳科学的世界への扉 ― 2

巻頭特集　脳のメカニズムを学ぶ3つの理由 ― 10

第1章 脳のなかって、どうなっているんですか？

人間の脳と、ほかの動物の脳は何が違うのですか？ ― 16

脳はどのように成長するのですか？ ― 18

脳が一番活躍するのは、何歳ごろですか？ ― 20

脳の遺伝による性質と、後天的な性質の違いってありますか？ ― 22

脳にはどんな役割がありますか？ ― 24

脳番地について、詳しく教えてください！ ― 26

思考系脳番地って何ですか？ ― 28

感情系脳番地って何ですか？ ― 30

伝達系脳番地って何ですか？ ― 32

運動系脳番地って何ですか？ ― 34

聴覚系脳番地って何ですか？ ― 36

視覚系脳番地って何ですか？ ― 38

理解系脳番地って何ですか？ ― 40

記憶系脳番地って何ですか？ ― 42

脳番地ごとの得意・不得意はどう決まるのですか？ ― 44

脳内の神経伝達物質って、何ですか？ ― 46

「物忘れ」をするのは脳が老化しているからでしょうか？ ― 48

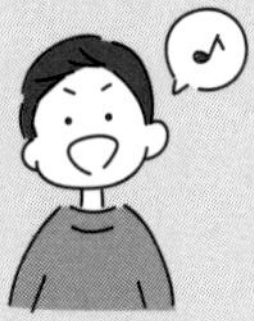

スマホやPCの使用は、脳にどのような影響を与えていますか？ 50

コラム なぜ脳には休息が必要なの？ 52

第2章 こんなとき、脳では何が起きていますか？

記憶は、脳でどのように定着するのですか？ 54

夢を見ているとき、脳では何が起きていますか？ 56

緊張で頭のなかが真っ白になるとき、脳では何が起きていますか？ 58

「頭が疲れた」と感じるとき、脳では何が起きていますか？ 60

お酒を飲んだときや二日酔いのとき、脳では何が起きていますか？ 62

タバコやお酒、甘味、カフェインなどの中毒性は、なぜ生じるのですか？ 64

ネガティブな思考に陥っているとき、脳では何が起きていますか？ 66

プラシーボ効果が起きるのはなぜですか？ 68

理系タイプと文系タイプでは、脳の使い方に違いはあるのですか？ 70

地図を読むのが得意な人と苦手な人では何が違うのですか？ 72

物事や他人を「好き」になるときと「嫌い」になるときには、何が起きていますか？ 74

恋で周りが見えなくなるのはなぜですか？ 76

「トラウマ」はどうして起きるのですか？ 78

「バイアス」はなぜ生まれるのですか？ 80

「メタ認知」とはどういう状態ですか？ 82

言語より、非言語のメッセージが印象深いのはなぜですか？ 84

人にシンパシー（共感）を感じるのはなぜですか？ 86

自分でつくったり考えたりしたものがよく見えるのはなぜですか？ 88

コラム 脳番地を意識した休息が効果的 90

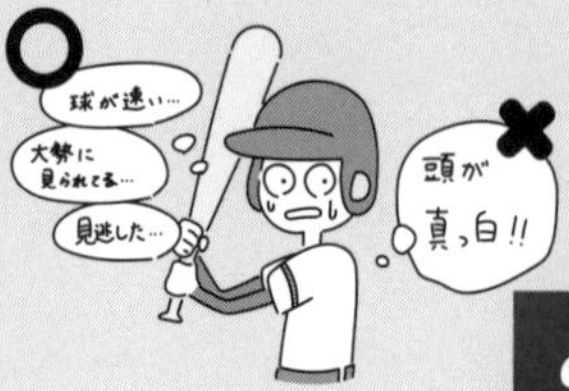
球が速い…
大勢に見られてる…
見逃した…
頭が真っ白!!

第3章 この悩みの正体、脳科学で解明できますか？

やる気が出ないときの解決策はありますか？ 92
怒りを抑える方法はありますか？ 94
新しい職場や仕事に早く慣れるための、よい対策はありますか？ 96
人の顔や名前を覚えるために、よい方法はありますか？ 98
以前に比べて記憶力が低下したのですが、改善できますか？ 100
頭の回転を速くする方法はありますか？ 102
苦手な上司と、うまくつき合う方法を教えてください！ 104
優柔不断で判断が苦手なのですが、よい対策はありますか？ 106
責任あるポジションで、プレッシャーに打ち勝つ方法はありますか？ 108
マルチタスクが苦手なのですが、うまくこなす方法はありますか？ 110
計画がいつも破綻してしまうのはなぜでしょうか？ 112
損ばかりしていると感じる思考から、どう抜け出せばよいですか？ 114
メディアの情報に流されないための、よい対策はありますか？ 116
多数決を取ると周囲の意見に合わせたくなってしまうのは、なぜですか？ 118
コラム 脳の休息には質のよい睡眠を取ることが重要 120

第4章 デキる人の脳は何が違うのですか？

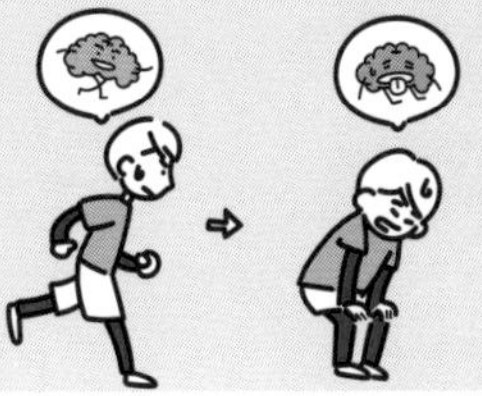
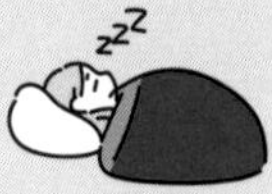

第5章 AIに負けない脳のつくり方、教えてください！

交渉上手な人の脳には、どのような特徴がありますか？ 122
記憶力がよい人の脳は、何が違うのですか？ 124
リーダーシップのある人はどんな脳をしていますか？ 126
論理的な思考が得意な人は、どんな脳をしていますか？ 128
多言語を操る人の脳にはどのような特徴がありますか？ 130
コラム 旅行をすると脳によい刺激を与えられる 132
新しいアイデアを生むためには何が必要ですか？ 134
臨機応変に対応するためのトレーニングを教えてください！ 136
共感力を高めるには、何が必要ですか？ 138
物事を多角的に理解するコツはありますか？ 140
複雑な問題を解決するためにはどんな方法が必要ですか？ 142
戦略を立てるときに必要な能力は何ですか？ 144
人の脳は、AIで再現できますか？ 146
コラム 運動と瞑想は身体と脳によい影響を与える 148
おわりに 自分の脳を自分で創造できる時代 149
索引 154〜158
参考文献 159

巻頭特集

眠っている能力を引き出す

脳のメカニズムを学ぶ3つの理由

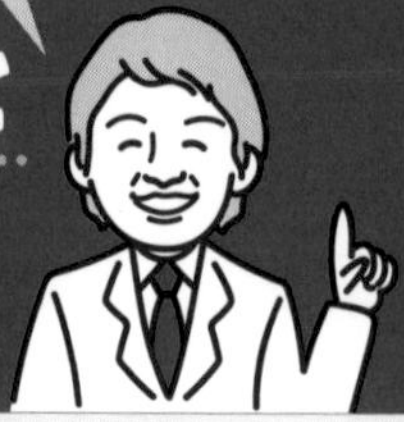

成果を出せる脳の使い方ができる

■「好き」と「嫌い」の脳のはたらきの違い

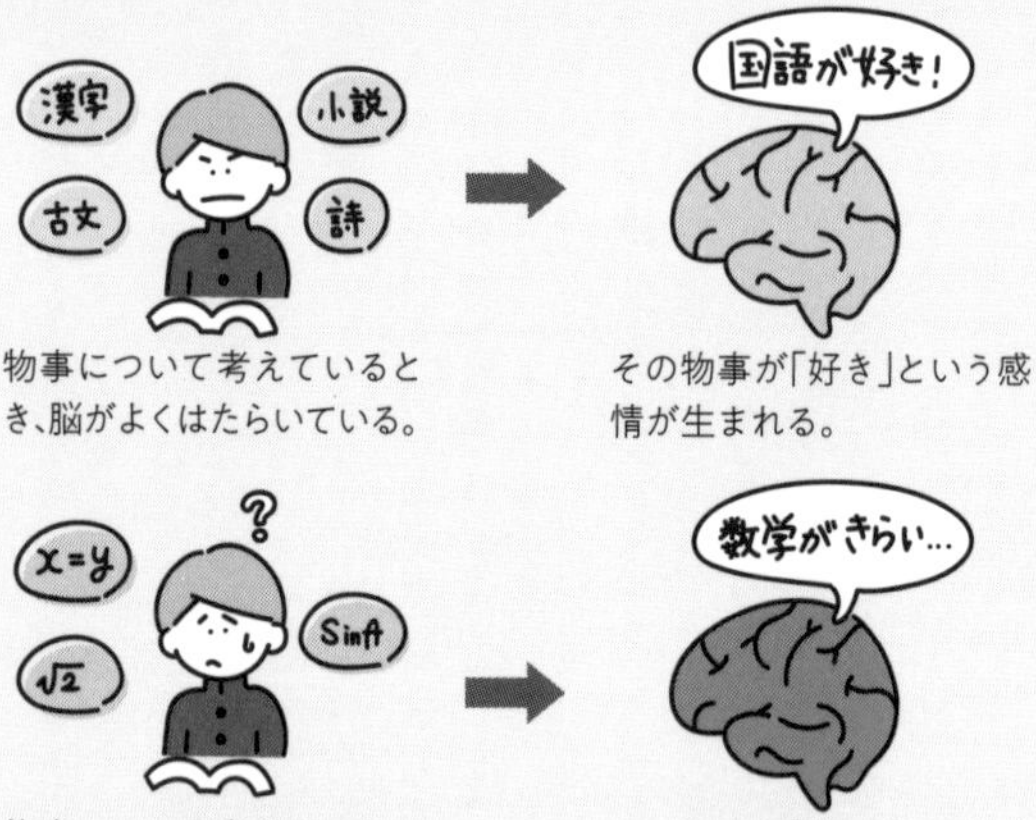

物事について考えているとき、脳がよくはたらいている。

その物事が「好き」という感情が生まれる。

物事について考えているとき、脳がうまくはたらかない。

その物事が「嫌い」という感情が生まれる。

脳が最大限はたらくようにするためには、脳のメカニズムを知ることが大切です。脳のメカニズムに則った行動や考え方は、自分の脳をコントロールし、目標の達成や成果を出すことにつながります。

脳は、ある物事に対して脳がはたらくものを「好き」、反対に脳がはたらかないものを「嫌い」と捉えます。例えば、脳がはたらく好きな教科はテストの点数が高くなりますが、脳がは

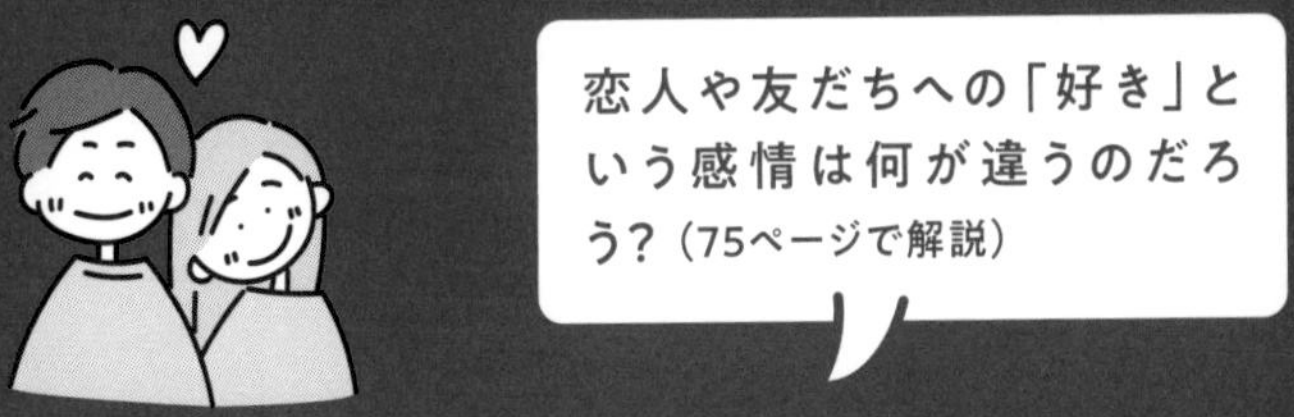
恋人や友だちへの「好き」という感情は何が違うのだろう？（75ページで解説）

■ なぜ嫌いなのかを分析する

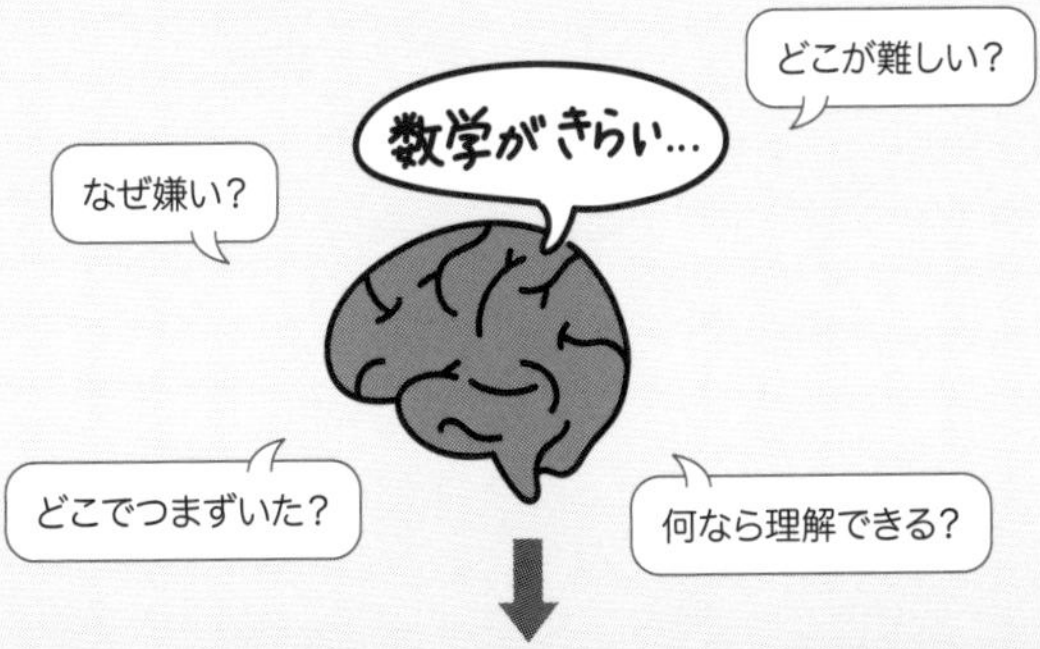
数学がきらい…
どこが難しい？
なぜ嫌い？
どこでつまずいた？
何なら理解できる？

「嫌い」を分析して、少しでも「好き」になれるポイントを見つけると脳がよくはたらく

たらかない嫌いな教科は点数が低くなります。

　つまり、高得点を取れるか否かは、いわゆる「頭のよさ」だけでなく、その教科を「好き」になれるかどうかが関係しているのです。このメカニズムを知ると、点数が取れない教科への対策は、むやみに問題を解き続けるのではなく、**なぜ「嫌い」なのかを分析し、少しでも「好き」になれるポイントを増やす**ことだとわかります。

　このように、脳のメカニズムを活用すれば、自分の脳が最大限はたらく状況を、自らつくることができるのです。

無駄なストレスを回避できる

■ 緊張を感じているときの脳のメカニズム

緊張で「頭が真っ白」という状態は、
何も考えられていない状態だと
思っていませんか?

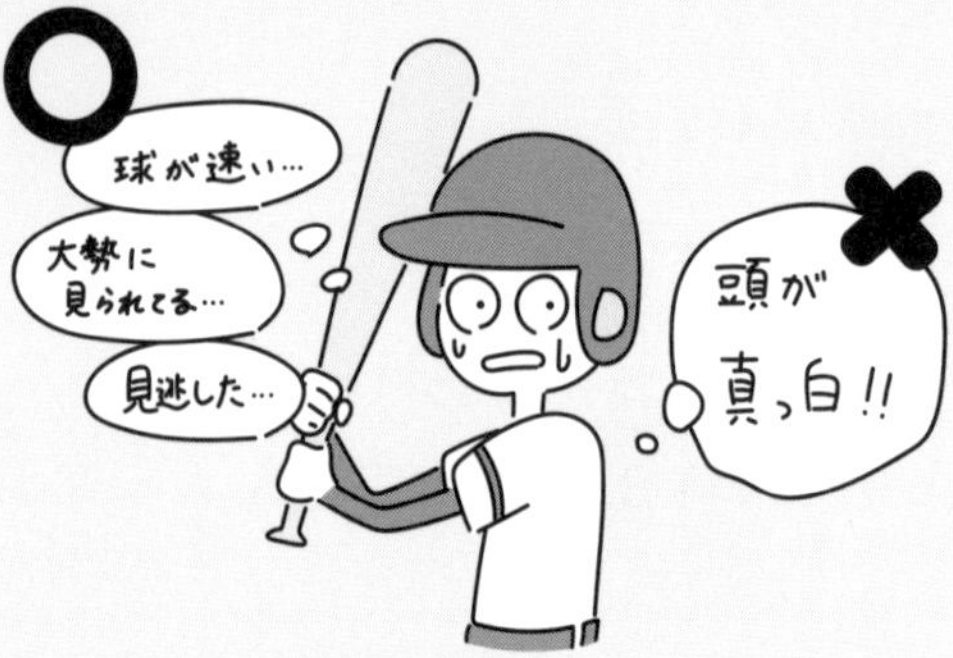
球が速い…
大勢に見られてる…
見逃した…
頭が真っ白!!

↓

今置かれている状況を整理すれば、冷静に対処できるようになる

緊張を感じて、頭が真っ白になるような経験が誰しもあるでしょう。この現象は交感神経が急激に活発になり、血圧・心拍数が上昇して身体の緊張感が高まっているときに起こります。

このように脳だけでなく身体が必要以上に興奮した場合は、脳が情報を統合できずに、考える機能がはたらかなくなっているため、**脳に今の状況のヒントを与えて、目の前の物事を徐々に理解させることが有効**です。

脳のメカニズムとそれに応じた対策を知っていれば、冷静に対処できるようになります。

AIに負けない能力を引き出せる

■ AIは人に代わる存在か？

すべての仕事がAIに奪われてしまうと感じていませんか？

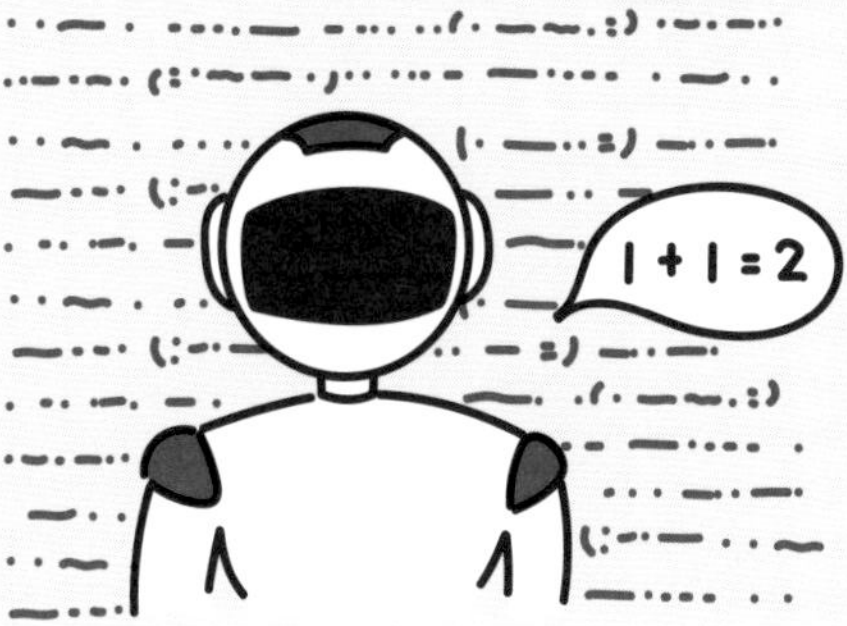

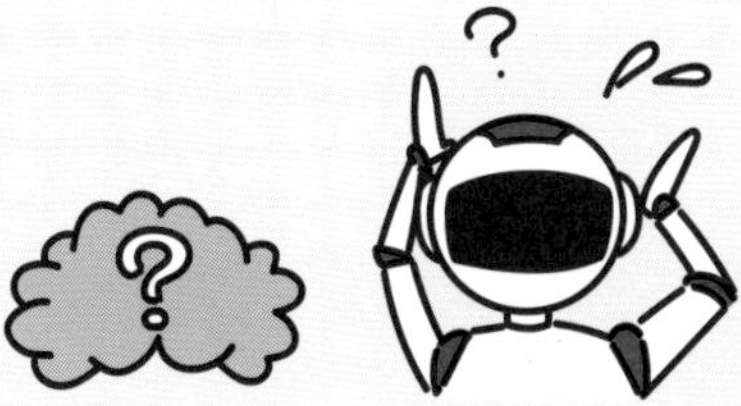

AIと比較して、人間の脳は気まぐれで個性的な成長を遂げるため、人間にしかできないことに目を向けることでAIと共生できるでしょう。

昨今、ＡＩ技術の進歩は凄まじく、将来、人間の仕事がＡＩに奪われるという話も耳にするようになりましたが、ＡＩは人間に代わる存在でしょうか？

ＡＩがビッグデータから結論を出すのに対して、**人の脳はＡＩよりはるかに気まぐれで、個性的な成長を遂げます。**人の脳はこれらの特性により、新しいアイデアを生み出したり、さまざまな変化に対応したりすることができるのです。

このことを知っておけば、自分たちにしかできないことに目を向け、新しい技術と共生していくことができるでしょう。

■ 8系統の脳番地とその役割

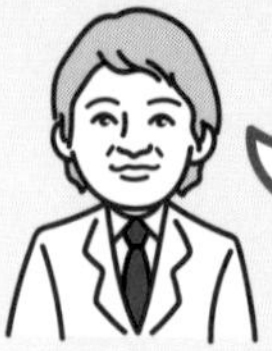

脳のなかで似たはたらきをする部位をまとめて「脳番地」と呼んでいます。脳番地は大きく8系統に分かれています！

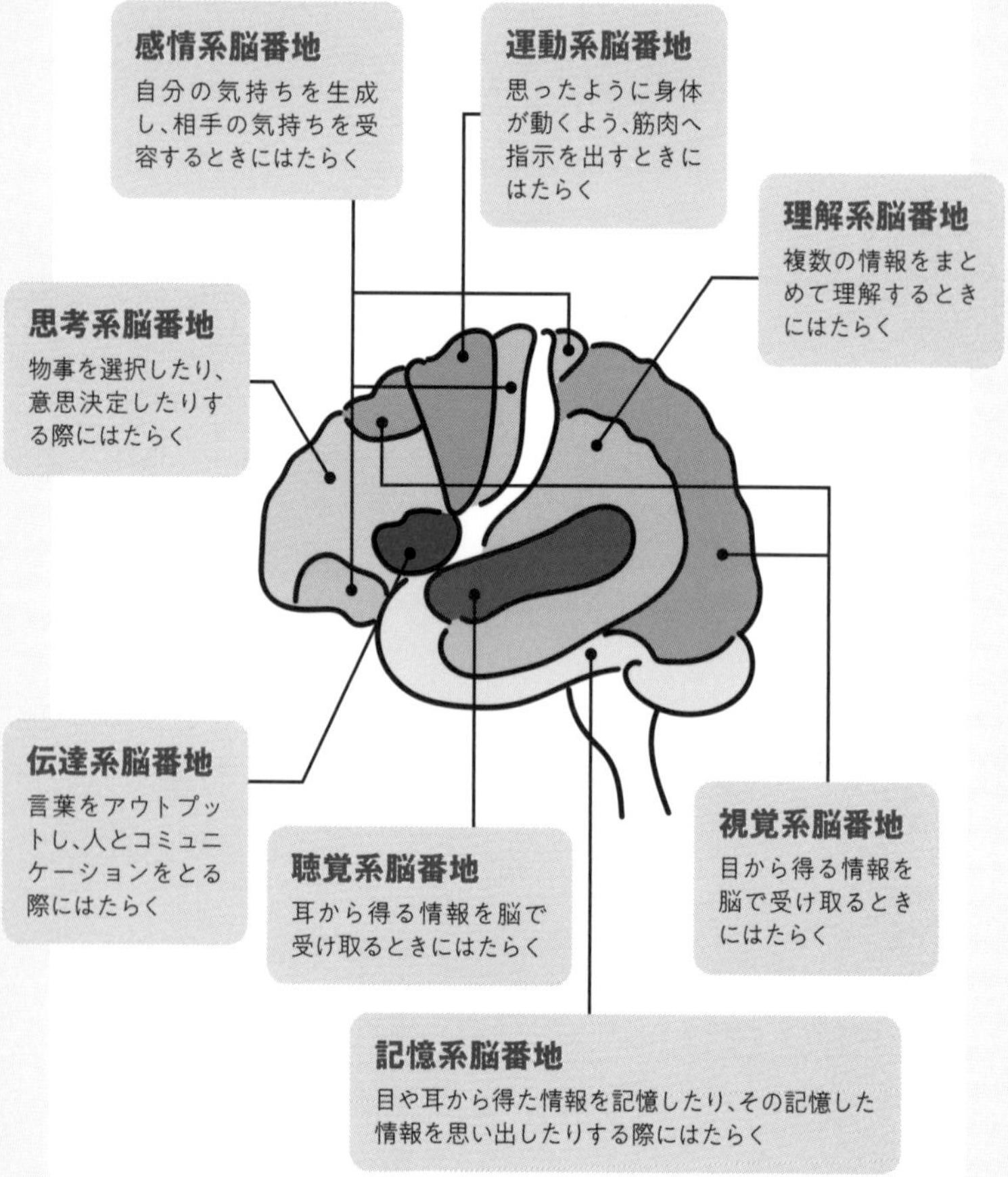

感情系脳番地
自分の気持ちを生成し、相手の気持ちを受容するときにはたらく
運動系脳番地
思ったように身体が動くよう、筋肉へ指示を出すときにはたらく
理解系脳番地
複数の情報をまとめて理解するときにはたらく
思考系脳番地
物事を選択したり、意思決定したりする際にはたらく
伝達系脳番地
言葉をアウトプットし、人とコミュニケーションをとる際にはたらく
聴覚系脳番地
耳から得る情報を脳で受け取るときにはたらく
視覚系脳番地
目から得る情報を脳で受け取るときにはたらく
記憶系脳番地
目や耳から得た情報を記憶したり、その記憶した情報を思い出したりする際にはたらく

第1章

脳のなかって、どうなっているんですか?

朝起きる、出かける準備をする、仕事をする、家事をする……。私たちは日ごろ何気なく何かを考えたり身体を動かしたりしていますが、それらはすべて脳のはたらきのおかげです。一体、どのようなしくみで脳ははたらいているのでしょうか。

脳のキホン 1

人間の脳と、ほかの動物の脳は何が違うのですか?

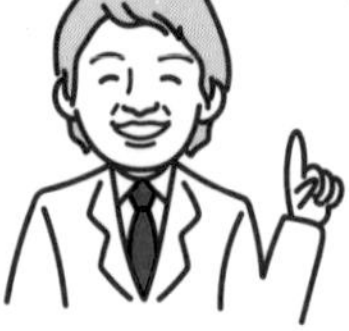

お答えしましょう!

人間にだけ特に発達している「超脳野」(スーパーブレインエリア)があります。

■ 人間とサルの脳の違い

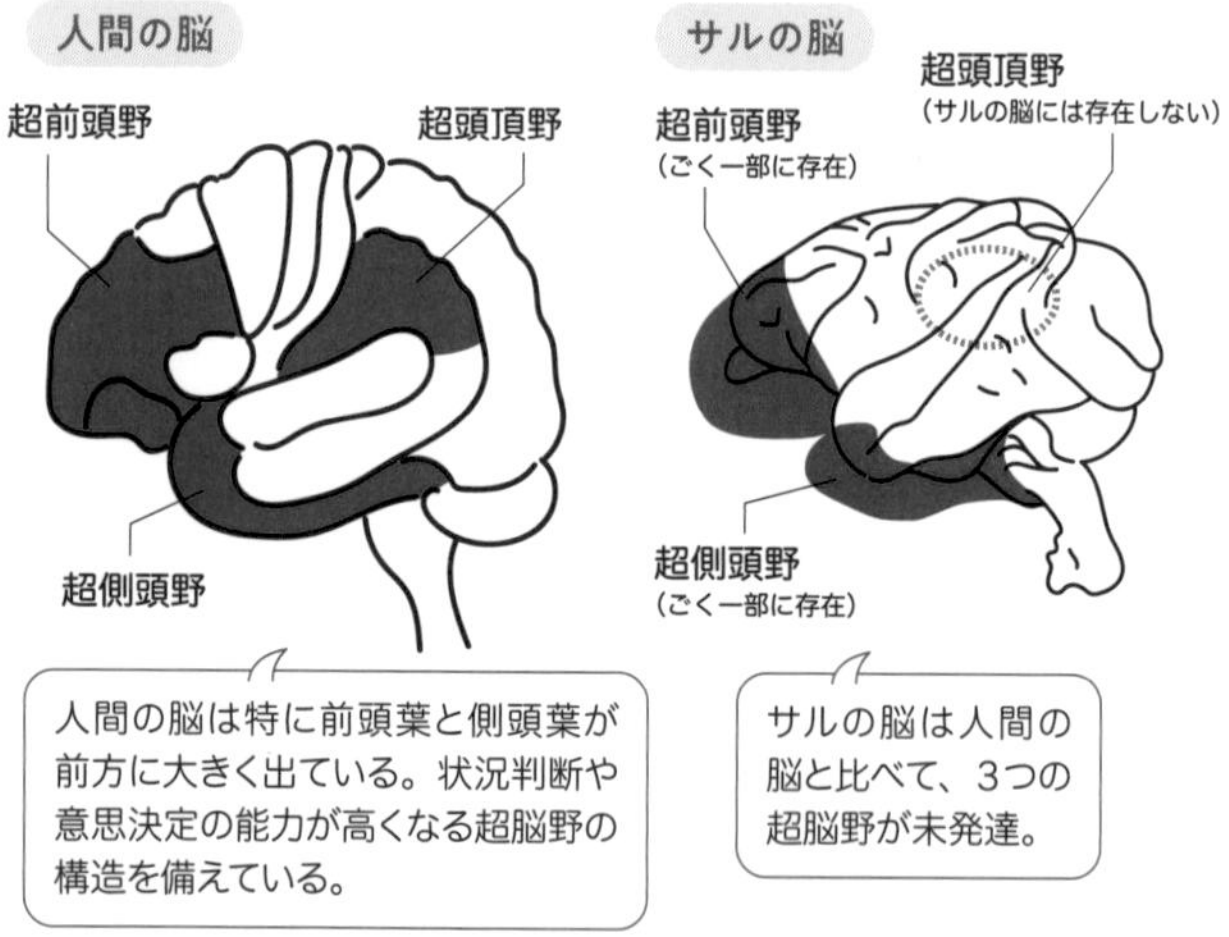
人間の脳
超前頭野
超頭頂野
超側頭野
サルの脳
超頭頂野
(サルの脳には存在しない)
超前頭野
(ごく一部に存在)
超側頭野
(ごく一部に存在)
人間の脳は特に前頭葉と側頭葉が前方に大きく出ている。状況判断や意思決定の能力が高くなる超脳野の構造を備えている。
サルの脳は人間の脳と比べて、3つの超脳野が未発達。

特に発達している「超脳野」がカギ

人間と動物の違いとして、理性的であることや、過去の記憶を多様に参照した創造的で高度な思考、感情の調節などが挙げられます。では、人間と動物の脳には、どのような違いがあるのでしょうか。

人間も動物も、生命維持にかかわる脳の部位は似ていますが、脳の表面に広がる「大脳《だいのう》皮《ひ》質《しつ》」は、脳の進化の歴史から見ても新しく、人間はほかの動物より発達しています。さらに、

POINT

人間の脳は頭頂葉、側頭葉、前頭葉が発達している

■「超脳野」って何？

超脳野（スーパーブレインエリア）
人間で特に発達している脳の部位。主に次の3カ所を総称してこのように呼ぶ

超頭頂野（頭頂葉）　**超側頭野**（側頭葉）　**超前頭野**（前頭葉）

頭頂葉に位置する「超頭頂野」は、温度や痛覚、触覚などの情報を受け取り、視覚や平衡感覚などの情報と統合して物事の判断を行う。

人間とサルの脳を比べると、大脳皮質の頭頂葉、側頭葉、前頭葉の3カ所に、人間にだけ特に発達している部位があり、具体的には「超頭頂野《ちょうとうちょうや》」「超側頭《ちょうそくとう》野《や》」「超前頭野《ちょうぜんとうや》」と呼んでいます。そして、この3カ所を総称して、「超脳野《ちょうのうや》」（スーパーブレインエリア）と呼びます。超脳野のはたらきは、状況判断や意思決定などに大きくかかわります。

なかでも超頭頂野は、複雑な情報を統合して分析を行い、理解するというはたらきを担っています。温度や痛覚、触覚をはじめとした皮膚感覚を受け取り、その皮膚感覚を視覚・平衡感覚などの感覚情報と結合して分析し、それをもとにさまざまな判断を行います。聞いた言葉を理解したり、物事を判断したりするのもこの部位です。

超脳野はそれぞれの経験や環境によって発達の仕方が大きく変わります。つまり、この部位が人間の個性をかたちづくっているともいえるでしょう。

KEYWORD
大脳皮質……大脳の表面にある薄い層のこと。頭頂葉、側頭葉、前頭葉、後頭葉の4つの領域に分けられる。

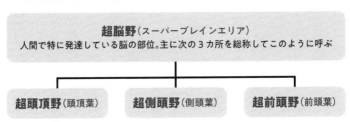

脳のキホン
2
脳はどのように成長するのですか？

POINT
脳は領域ごとに役割が異なり、成長の段階が分かれている

生存に必要な原始的な機能から順に成長する

脳は、延髄《えんずい》、橋《きょう》、中脳など、生命維持にかかわる「脳幹」から成長し始めます。

脳幹は胎児期から発達します。出生後、大脳の発達に伴って、手に指で触れたときに握り返してくる「把握反射」などの原始反射が見られるようになりますが、生後4カ月以降、徐々に消失していきます。

生後9～11カ月の間に視覚、聴覚、運動機能を司る「大脳皮質」が「小脳」とともに発達し、平衡感覚が養われ、お座りやつかまり立ち、伝い歩きができるようになります。

1歳～1歳半ころには、二足歩行と手を使う基本的な運動機能が備わってきます。しかし、論理性や自制心を司る前頭葉は未発達で、いわゆる「イヤイヤ期」を通じてコミュニケーション能力が育ち、同時に大脳が発達していきます。

3歳までの育児が脳の成長を決定づけるという「3歳児神話」がありますが、幼少期に決まるのは脳のごく一部で、**人の脳は経験と環境の要因によってその後も成長**していきます。

15歳前後からは前頭葉の発達が加速し、さまざまな現象の認知や抽象的な物事の理解ができるように。超脳野など複雑な物事を扱う部分は、18歳以降もゆっくりと成長していきます。

脳には神経細胞がたくさんあり、一度失われた神経細胞は一部を除き、再生しません。しかし、未熟な神経細胞が軸索《じくさく》を伸ばして成長したり、髄鞘形成《ずいしょうけいせい》が進んだり、神経細胞同士の接合部である「シナプス」が増えた

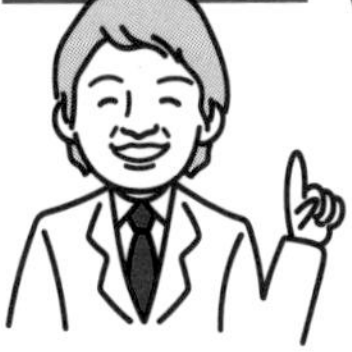

お答えしましょう！

脳のさまざまな部位が順番に発達し、できること、理解できることが増大・高度になっていきます。

■ 脳の発達に伴う人間の成長

生後0～4カ月ころ

大脳が発達し、手に指で触れたときにぎゅっと握り返してくる「把握反射」などの原始反射が見られる。生後4カ月以降、徐々に消失する。

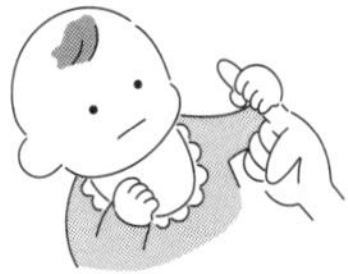

生後9～11カ月

「大脳皮質」と「小脳」が発達し、お座り、つかまり立ち、伝い歩きができるようになる。

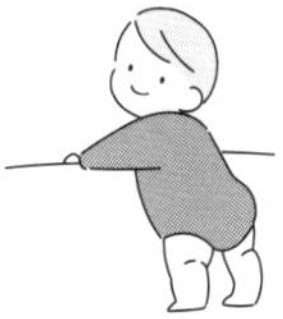

15歳前後～

前頭葉の発達が加速し、さまざまな現象の認知や抽象的な物事の理解ができるようになる。超脳野など複雑な物事を扱う部分は、18歳以降も成長する。

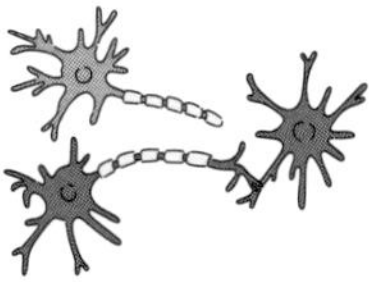

りして、失われた神経細胞のはたらきを別の神経細胞が代わって行うなど、抑制されていた神経細胞がはたらき始めることも。こうした現象を「脳の可塑《かそ》性《せい》」といいます。20代以降は神経細胞の数は減っても、シナプスなどのネットワークが増加するため、この時期も、ある種の成長期といえるでしょう。

KEYWORD

シナプス……電気信号で情報をやりとりする神経細胞同士の接合部のこと。脳内のネットワークの要となる。

脳が一番活躍するのは、何歳ごろですか？

POINT

総合的には40代〜50代がピーク

脳の重さのピークと活躍のピークは違う

脳の重さがピークに達するのは女性が17歳前後、男性が19歳前後ですが、脳の機能はそれぞれの部位が異なる年齢で活躍のピークを迎えます。超脳野など一部はピーク後も成長します。脳の老化は50歳前後から徐々に進みますが、活躍のピークを過ぎても一生成長を続ける側面もあります。

それに加え、身体機能の発達と衰えの時期も重要です。例えば、運動にかかわる脳の部位が20歳前後でピークを迎えても、その部位の指令を受けて活動するには筋肉の発達が不可欠です。身体機能を向上させつつ、練習を重ねて発達した脳の使い方を覚えていくと、脳と筋肉の関係性が強くなり高度な機能を発揮できるため、20代〜30代までハイスペックなパフォーマンスを発揮できるでしょう。

記憶に関しては、海馬周辺の髄鞘形成が生後1歳前後から始まり、記憶機能が徐々に発達します。幼いころは見たものや聞いたものをそのまま記憶する「無意味記憶」が得意ですが、10代、20代と成長するにつれてその記憶は苦手になっていきます。一方で、意味と物事を関連づけて記憶する「意味記憶」は得意になり、さらに、記憶を思い出す回路もできあがります。

このように脳のさまざまな機能がピークを迎える年齢はバラバラです。脳全体をうまく扱うには、健康な身体と脳を活用する経験と知識が必要なため、**知識や経験が増えて機能の衰えも少ない、40代〜50代の間が脳の活躍のピーク**だといえます。

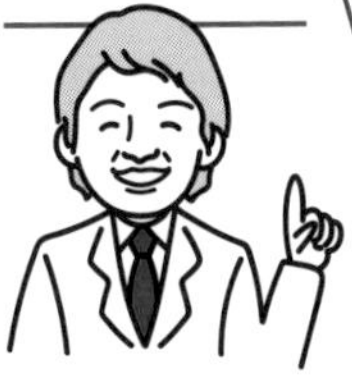

お答えしましょう!

脳の活躍には身体機能も深く関係していて、脳全体をうまく使えるのは40代~50代です。

■ 年齢による脳の成長

女性:17歳前後

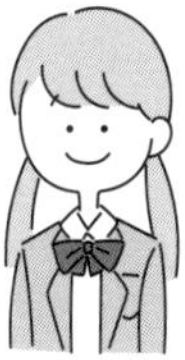

女性の脳の重さがピークに達するのは17歳前後。

男性:19歳前後

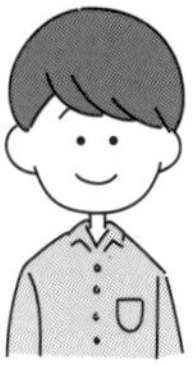

男性の脳の重さがピークに達するのは19歳前後。また、男女とも運動系脳番地と身体機能が発達する20代~30代には運動においてよいパフォーマンスを発揮できる。

1歳~幼少期

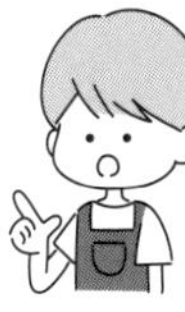

海馬周辺の髄鞘形成が始まり、記憶機能が発達。「無意味記憶」が得意になる。

40代~50代

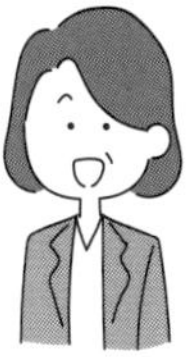

知識や経験が増えて機能も衰えず、脳の活躍のピークを迎える。

KEYWORD

無意味記憶/意味記憶……無意味記憶は、語句や物事の意味にかかわらず、語句のみを覚える記憶方法で、意味記憶は、覚える対象の意味を知ったうえで暗記する記憶方法。

脳のキホン
4

脳の遺伝による性質と、後天的な性質の違いってありますか？

POINT

脳は遺伝的な性質と環境が相互に作用して発達する

脳は遺伝的要因と環境でかたちづくられる

脳は胎児期から発達し、生後も成長を続けます。はっきりと区別はできないものの、**脳には遺伝的な性質と後天的な性質があり、生後は環境によって脳の成長の仕方が変化する**のです。

脳の基本的な構造は遺伝子によって決められており、脳の構成要素である神経細胞の種類も遺伝子の支配を受けています。

一方で、後天的な脳損傷が起きればそれを修復し、また新しい経験を積み重ねればその経験に相当する脳の部分が発達していきます。

ADHD（注意欠陥・多動性障害）などの発達障害は脳の特性のひとつで、先天的な遺伝が要因のひとつと考えられています。その症状は世界中の人種を問わず、似通っているのです。

ところが、先天的な要因があっても、育つ環境で個人の特性に差が生まれることがわかっています。その人の周りに**肯定してくれる＝「レジリエンス」（心の回復力）を高めてくれる人がいると、遺伝的な脳の性質や特性が妨げにならずに、自分に合った生き方を見つけられる**のです。反対に、ADHD特性がある子どもの親子関係などに問題があると、うつや不安といった二次的な精神症状が出やすくなります。

精神障害（精神疾患）は先天的な要因もありますが、主に後天的な要因によって発症することが多いです。男性と女性の症状に偏りはあるものの、性差による症状の違いも世界全体で類似しています。

精神障害はファミリーレジリ

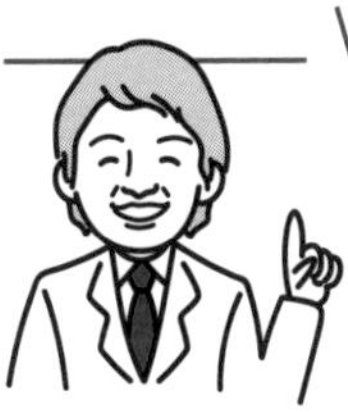

お答えしましょう！

脳の基本的な構造は遺伝の影響を受けますが、その後の成長は育つ環境で変化します。

■ 脳の特性と成長

発達障害

発達障害は脳の特性のひとつ。遺伝が要因のひとつと考えられている。家族や友だちなど周囲にレジリエンスを高めてくれる人がいることが、脳の成長に大きな影響を与える。

精神障害（精神疾患）

特定の精神症状を引き起こしやすい遺伝子もあるが、精神障害は主に後天的な要因によって発症するものが多い。ファミリーレジリエンスが高い（家庭環境がよい）と、発症率が下がり、症状も小さく抑えられる。

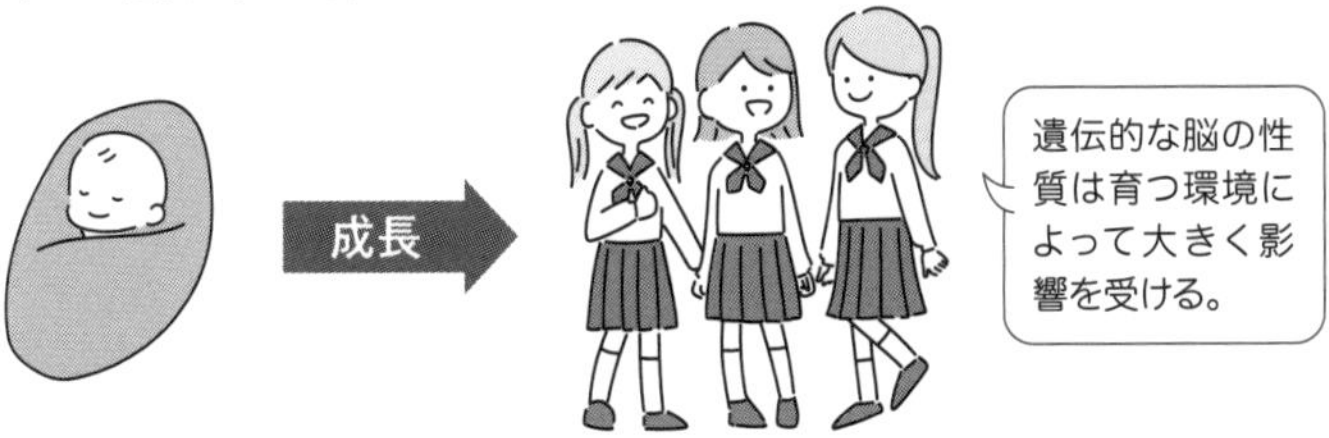
成長
遺伝的な脳の性質は育つ環境によって大きく影響を受ける。

エンス（家族の持つ困難を乗り越える力）**が高いと発症率が低下し、症状の出やすい遺伝子を持っていても、症状を小さく抑えられる**ることがわかっています。

このように脳の性質は、生まれ持った遺伝的要因と個人をとりまく環境が相互に作用し、成長しながら変化していくものなのです。

KEYWORD

レジリエンス……心理学において、「心の回復力」を意味する言葉。近年、ビジネスパーソンの間でも注目されている。

脳の
キホン
5

脳にはどんな役割がありますか？

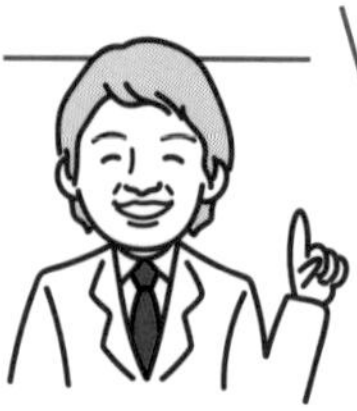

お答えしましょう！

膨大な数の神経細胞の組み合わせによって、さまざまな機能を生み出しています。

■ 心臓と脳のはたらきの違い

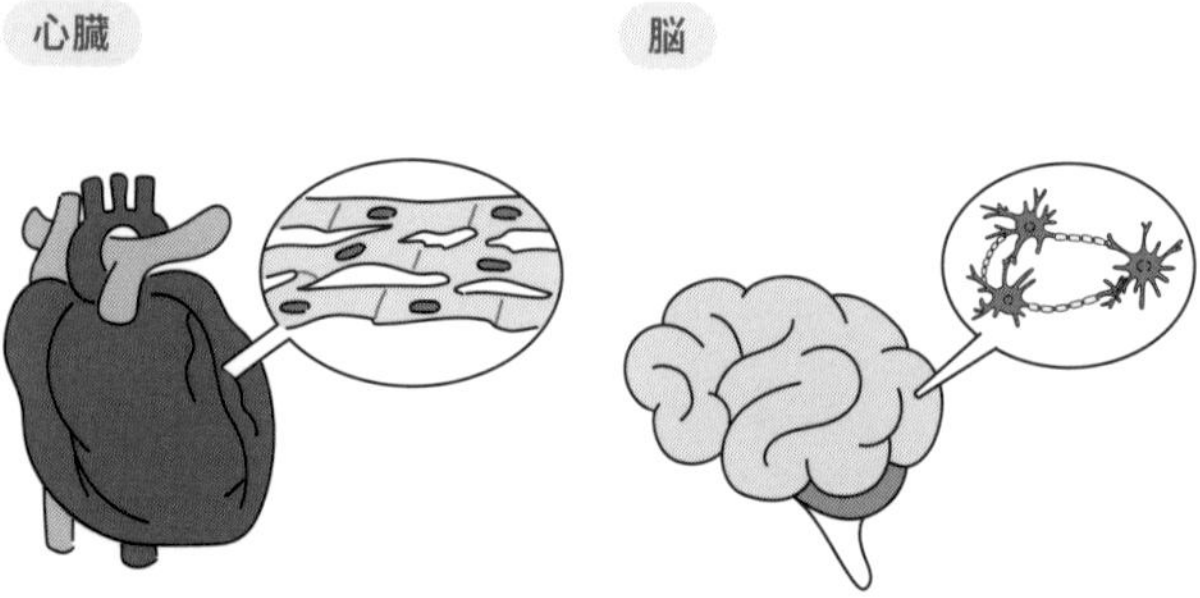

心臓は心筋細胞で構成され、「筋肉を動かして全身に血液を送る」役割を担う。このように、人間の器官はそれぞれ役割を持ち、それぞれの役割を果たしている。

脳は1000億個以上の神経細胞と、その10倍以上もあるグリア細胞で構成され、その組み合わせによって記憶、判断、感覚、運動などさまざまな機能を生み出している。

神経細胞同士の組み合わせで機能を生む

身体の器官はそれぞれ役割が決まっており、その役割を果たすことで生命が維持されています。例えば心臓は多数の心筋細胞で構成され、筋肉を動かして全身に血液を送るなどの役割を担っています。一方、**脳には約１２０種類の神経細胞があり、それぞれが連携したはたらきをすることで、数多くの役割を果たしている**のです。

脳を構成する約１２０種類の神経細胞は、約１０００億個は

POINT
約120種類の神経細胞が連携してはたらく

■ 脳の役割

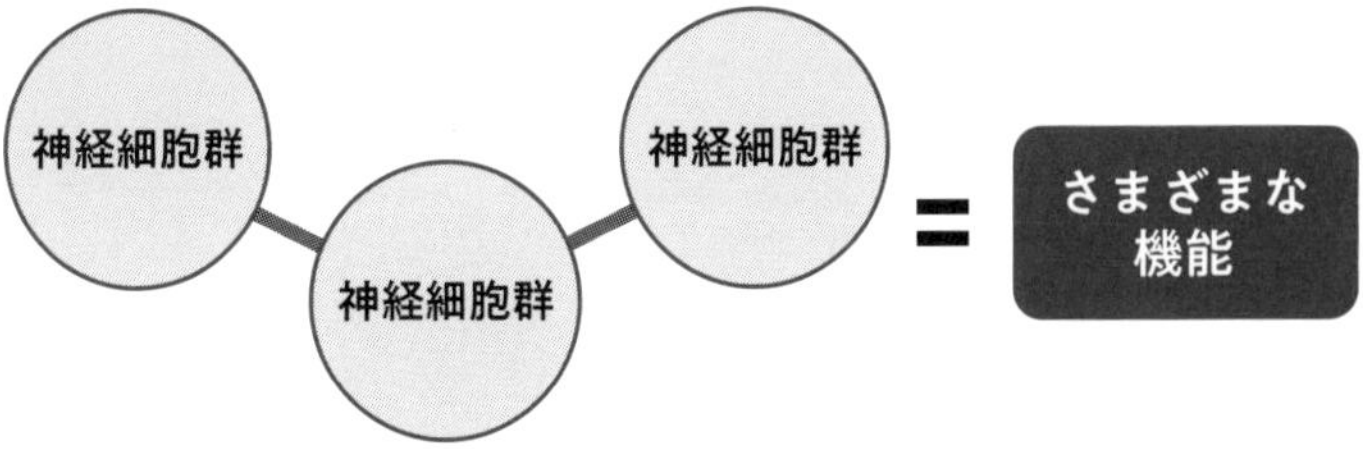

脳は細胞の組み合わせにより機能を生み出す。この細胞の組み合わせは遺伝的要因よりも環境的要因や経験によって大きく左右されることがわかっており、脳の役割は「さまざまな機能を生み出す」ことだともいえる。

存在するといわれています。情報の伝達や処理を司り、**神経細胞同士の組み合わせによってさまざまな機能を生み出している**のです。さらに、脳を構成する細胞には神経細胞のはたらきを助ける「グリア細胞」も存在します。このグリア細胞にも多くの種類があり、その数は神経細胞の10倍以上といわれています。神経細胞の組み合わせは、遺伝の影響以上に環境や経験によって大きく変化し、「神経細胞の組み合わせの違い」により脳の個性が表れるのです。

また、脳は情報を記憶しますが、その理由は過去の経験を未来に活かすためです。つまり、脳は未来があることを理解しており、未来のために記憶し、それを活用するさまざまな機能が備わっていると考えられます。脳全体を使いこなしたらどのようなことができるかは未だ解明されていませんが、脳の役割は、神経細胞を組み合わせて「さまざまな機能を生み出す」ことだともいえるでしょう。

KEYWORD

神経細胞……脳や脊髄《せきずい》といった神経系を構成する細胞。ニューロンとも呼ばれる。

脳のキホン 6

脳番地について、詳しく教えてください！

POINT
似たはたらきをする部位をまとめて8系統に分類している

脳番地が脳の個性を生み出している

脳のなかでも同じようなはたらきをする部位を総称して、「脳番地」と呼んでいます。脳番地を細かく分けると120個にもなりますが、似たようなはたらきをする脳番地ごとにまとめて、**思考系脳番地、感情系脳番地、伝達系脳番地、運動系脳番地、聴覚系脳番地、視覚系脳番地、理解系脳番地、記憶系脳番地と、8つの系統に分類**しています。この8つを意識して生活することで、成人後も脳が成長していくでしょう。

思考系脳番地、伝達系脳番地、運動系脳番地、感情系脳番地、視覚系脳番地は、情報のアウトプットにかかわるはたらきをしており、人間において最もよく発達したといわれている前頭葉に分布しています。

聴覚系脳番地、視覚系脳番地、理解系脳番地、記憶系脳番地、感情系脳番地は主にインプットにかかわるはたらきをしていて、感情系脳番地以外は脳の後方に分布しています。感情系脳番地と視覚系脳番地の一部はインプット・アウトプット両方のはたらきをしています。

MRI（45ページ）で脳の断面を見ると、脳番地ごとの脳のネットワークを司る神経線維の成長度合いがわかります。これを脳の「枝ぶり」といいます。人によって脳番地ごとの枝ぶりは違い、さまざまな経験を積んで育っている枝ぶりもあれば、反対にあまり使われていない、細い枝ぶりもあります。それこそが個人の長所や短所、特性をかたちづくっているのです。

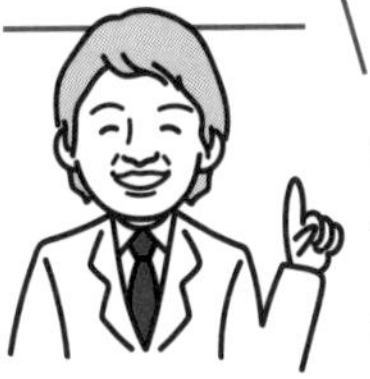

お答えしましょう！

似たはたらきをする脳の部位をまとめて「脳番地」と呼び、主に8つの分類があります。

■ 代表的な8つの脳番地と概要

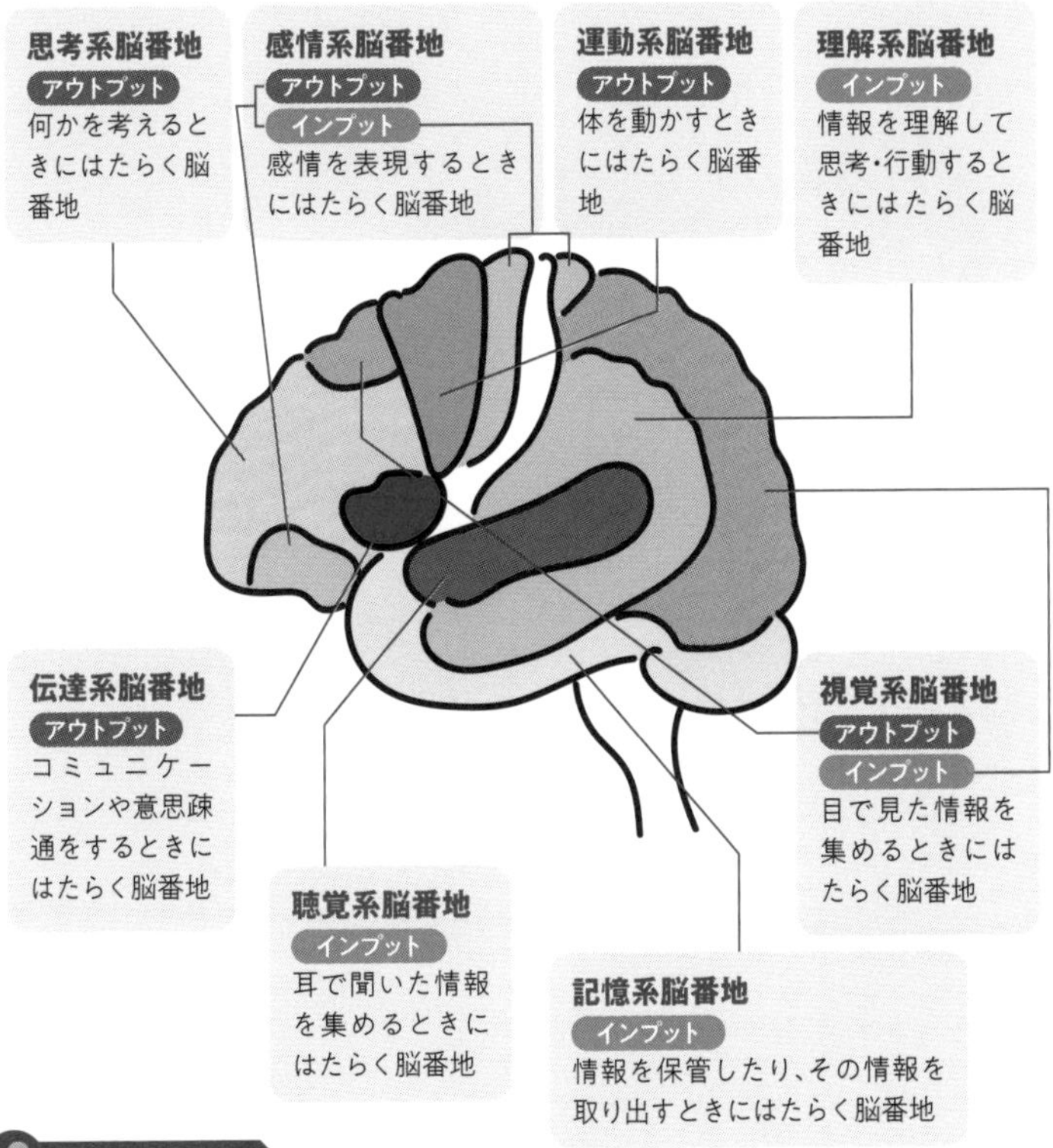

思考系脳番地
アウトプット
何かを考えるときにはたらく脳番地
感情系脳番地
アウトプット
インプット
感情を表現するときにはたらく脳番地
運動系脳番地
アウトプット
体を動かすときにはたらく脳番地
理解系脳番地
インプット
情報を理解して思考・行動するときにはたらく脳番地
伝達系脳番地
アウトプット
コミュニケーションや意思疎通をするときにはたらく脳番地
視覚系脳番地
アウトプット
インプット
目で見た情報を集めるときにはたらく脳番地
聴覚系脳番地
インプット
耳で聞いた情報を集めるときにはたらく脳番地
記憶系脳番地
インプット
情報を保管したり、その情報を取り出すときにはたらく脳番地

KEYWORD

脳番地 …… 脳のなかで同じようなはたらきをする部位を総称した言葉。はたらきごとに8系統に分類される。

脳のキホン 7

思考系脳番地って何ですか？

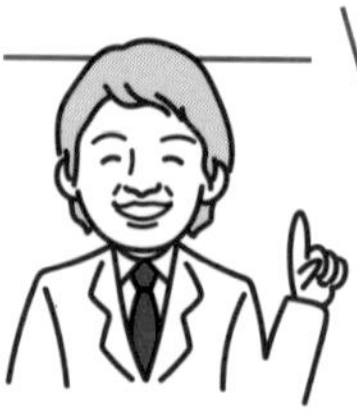

お答えしましょう!

何かを考えたり、やる気を出したりするときに積極的にはたらく部位です。

■ 思考系脳番地ってどんな部位？

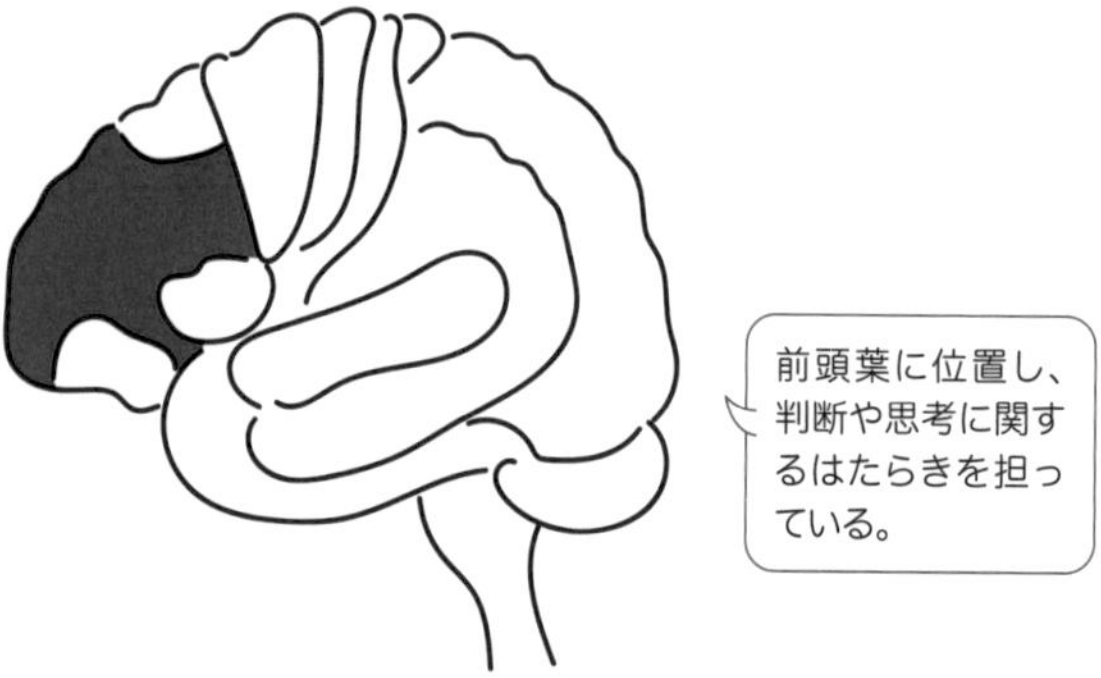
前頭葉に位置し、判断や思考に関するはたらきを担っている。

思考系脳番地が発達している人は、意志が強く、マルチタスクでも的確に自分に指示を出して行動できる。決断力があり、やる気を出すことが得意。2～3つの選択肢のなかからひとつを選ぶことを繰り返し行うと鍛えられる。

POINT

思考系脳番地はやる気や意思決定にかかわる部位

タスクの管理や情報の選択にかかわる

思考系脳番地は前頭葉に位置する脳番地で、思考に関するはたらきを担っています。**物事を選択したり、意思決定したりするときにはたらきます。**

思考系脳番地がよくはたらく人は、意志が強く、マルチタスクができて、自分に命令ができます。決断力があり、やる気を出すことが得意です。

反対に、思考系脳番地があまりはたらいていない人は、優柔不断でやる気を出すことが苦手

■ 思考系脳番地がよくはたらく人の特徴

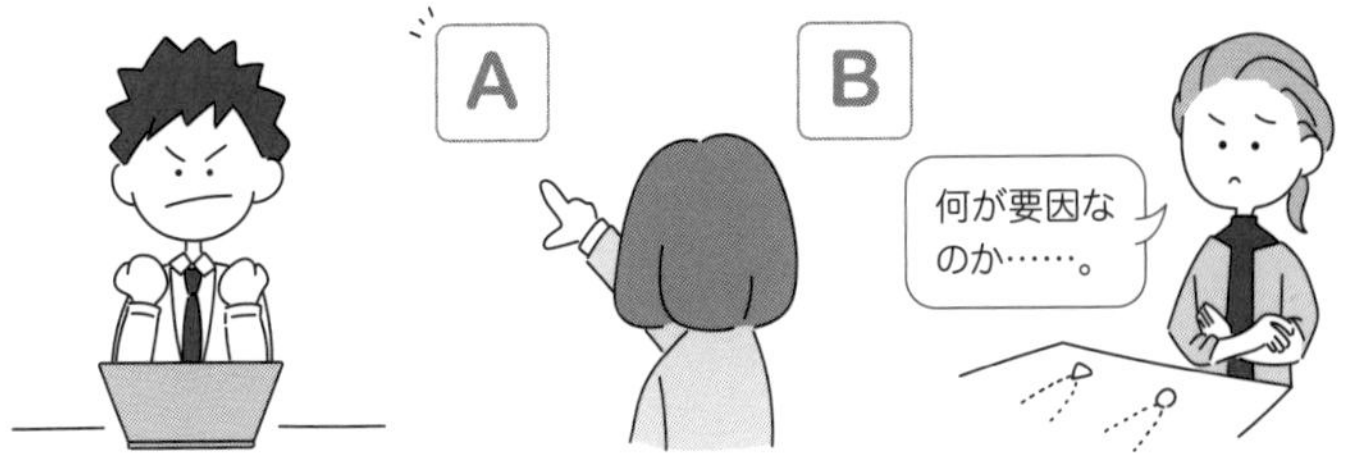

やると決めたらすぐに行動できる。

選択肢を比較して素早く選べる。

物事のさまざまな要因を複合的に考えられる。

です。「やるべきことがいくつもあるけれど、どれから手をつければよいかわからない」と迷っている状態では、やる気を出すことができません。日常生活でやる気が出ないことが多い人は、まず自分のやるべきタスクの整理ができていない可能性が高いです。**思考系脳番地を鍛えると、やるべきタスクを選択して積極的に実行できる**ようになります。

思考系脳番地を鍛えるには、いくつかの選択肢を比較して判断するようにするのが効果的です。複数の選択肢からひとつを選ぶ際は、それぞれの選択肢が持つ情報の優劣を判断し、意思決定を下すというプロセスが含まれています。そのプロセスを実行するときに思考系脳番地がはたらくのです。

また、情報の優劣を判断するプロセスでは、情報を分析する必要があります。情報の分析には理解系脳番地もかかわりますが、選択肢が多いほど脳が鍛えられるのかというと、必ずしもそうではありません。人間の脳は、情報が処理しきれなくなると途端に思考を止めてしまう習性があります。選択肢は2つか3つに留めて、そのなかで物事の分析をしてみましょう。

脳のキホン 8

感情系脳番地って何ですか？

POINT

感情系脳番地は気持ちを生成したり共感したりする部位

他人からの影響を自覚してうまく扱う

感情系脳番地は、前頭葉、頭頂葉、側頭葉に分布しています。感情系脳番地の中枢は、右脳と左脳の側頭葉内側にある「扁桃体《へんとうたい》」とその周囲に位置する部分で、**感情の受容と生成を司っています**。

右脳は主に環境の雰囲気や人の感情を受け取り、左脳は自分の気持ちを生成するときにはたらきます。頭頂葉では、皮膚感覚を処理して扁桃体に伝えることもできます。何かを触って、熱い・冷たいと感じることにもこの脳番地が関係しています。前頭葉にある感情系脳番地は、社会性にかかわり、扁桃体と連携しながら情緒をコントロールするはたらきも司っています。

右脳と左脳の感情系脳番地では異なったはたらきをしているため、その発達の違いは、個人の性格に影響を与えています。

例えば、**右脳の感情系脳番地が発達しすぎると、必要以上に共感してしまうため、他人からの影響を受けやすくなります。**逆に発達していないと、周りの感情に動かされず、自分の感情も自覚しづらくなります。加えて周りからもあまり感情がないように見られます。

一方、**左脳の感情系脳番地が発達していると、自分の気持ちを明確に言語化する**ことができます。右脳と左脳の感情系脳番地の発達のバランスが取れていないと、自分本位になったり、洗脳されやすくなってしまったりと、感情のコントロールができず、日常生活にさまざまな影響が出てしまいます。

感情系脳番地をうまくコント

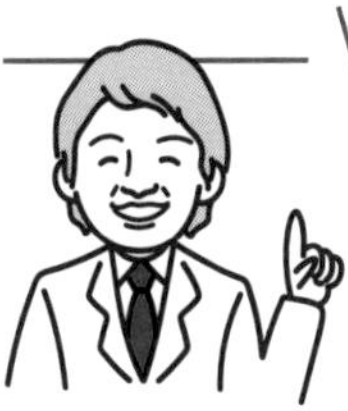

お答えしましょう！

相手の感情を受け止めて共感したり、自分の気持ちを生成したりする部位です。

■ 感情系脳番地ってどんな部位？

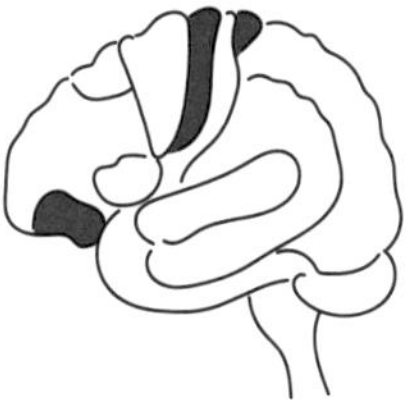

前頭葉、頭頂葉、側頭葉に位置し、感情に関するはたらきを担っている。

感情系脳番地が発達している人は、周囲の人の感情に共感したり、自分の気持ちを言語化したりすることが得意。ただし、右脳と左脳の感情系脳番地の発達のバランスが取れていないと、感情をコントロールすることが難しくなる。

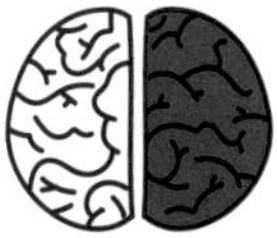

右脳の感情系が発達している → 相手の気持ちに共感しやすい

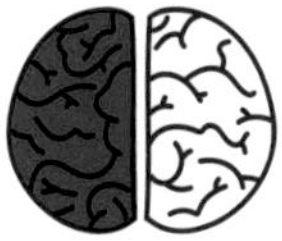

左脳の感情系が発達している → 自分の気持ちを明確に言語化できる

ロールするには、自分の気持ちと、他人からの影響を明確に分けることが大切です。右脳の感情系脳番地を育てるには、周りの人のために何かしようと意識して行動するとよいでしょう。左脳の感情系脳番地を育てるには、日記を書くなどして日々の出来事を言語化し、自分の気持ちと向き合うことが大切です。

KEYWORD

扁桃体……脳の側頭葉の内側、奥深くにある器官。不快や恐怖、緊張などの感情において重要な役割を司っている。

脳のキホン 9

伝達系脳番地って何ですか？

POINT
伝達系脳番地はコミュニケーション全般を担っている

左脳は言葉や文字で何かを伝える

伝達系脳番地は左右のこめかみの真下あたりに位置して、すぐ後ろには、口を動かすときにはたらく運動系脳番地があります。**話したり書いたりすることで言葉をアウトプットし、人とのコミュニケーションを担当する脳番地**です。また、会話、メール、手紙、ジェスチャーなどを含む意思疎通の全般に関与しています。

左脳の伝達系脳番地は、主に「言語コミュニケーション」を司ります。運動系脳番地と連携して、会話や文字で何かを伝えます。さらに思考系脳番地とも連携し、物事を人に伝える際の手順や内容を考えます。ほかの脳番地とも密接にかかわっており、例えば誰かと会話する際は、聴覚系脳番地で聞いた情報を理解系脳番地で理解し、伝達系脳番地で返答します。脳のなかでも、とにかくよくはたらく脳番地といえるでしょう。

一方、右脳の伝達系脳番地は、ジェスチャーなどの「非言語コミュニケーション」を担っています。この脳番地が発達している人は、図やイラストを用いてわかりやすく説明することが得意で、プレゼンテーションなどの発表に長けているでしょう。聞いている相手に合わせて臨機応変に伝達の手段を操ることができるのです。

また、**伝達系脳番地が発達していると、他人とのコミュニケーションだけでなく、自分への指示も的確に行えます**。伝達系脳番地を使って日々の予定を明確にしつつ、運動系脳番地でノートなどに書き出し、書いた

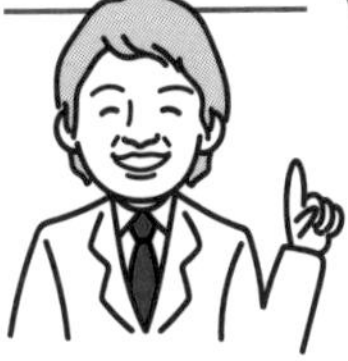

お答えしましょう!

コミュニケーションを行うなど、情報を処理して、アウトプットする部位です。

■ 伝達系脳番地ってどんな部位?

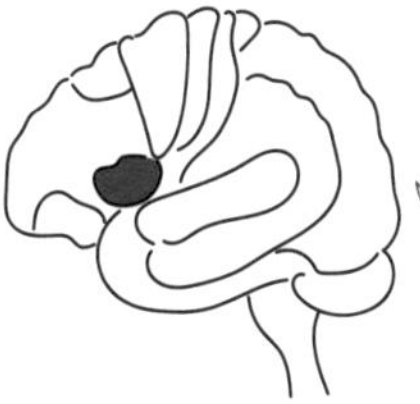

左右のこめかみの真下あたりに位置し、コミュニケーションに関するはたらきを担っている。

伝達系脳番地が発達している人は、他人とのコミュニケーションがスムーズで、自分への指示も的確に出せる。

■ 伝達系脳番地がよくはたらく人の特徴

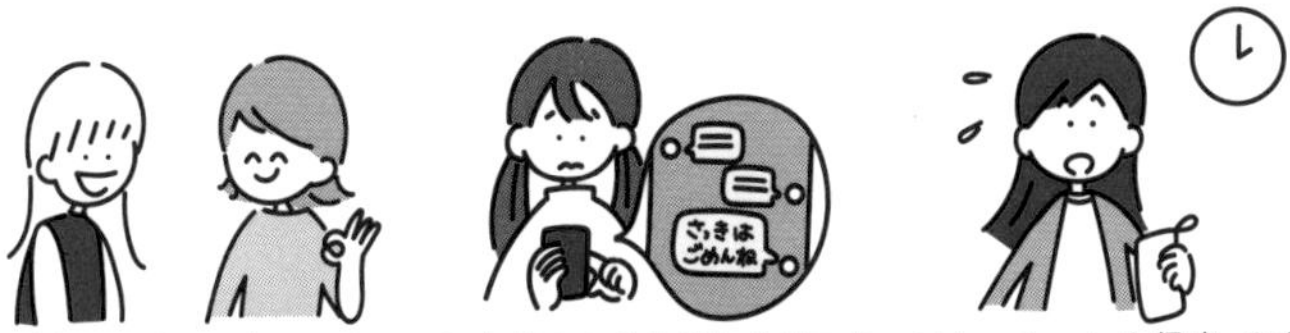

会話だけでなく、ジェスチャーや文字のやりとりによるコミュニケーションも得意。また、自分の予定どおりに行動もできる。

予定を視覚系脳番地で見て、記憶系脳番地で覚えるといった一連の流れができます。伝達系脳番地が活発にはたらくことで、ほかの脳番地も効果的に機能し、結果的に脳全体がよりよく機能します。

KEYWORD

言語コミュニケーション／非言語コミュニケーション

……言語コミュニケーションは、言葉を使うコミュニケーションのこと。非言語コミュニケーションは表情やジェスチャーなど、言葉以外の手段を使うコミュニケーションのこと。

脳のキホン 10

運動系脳番地って何ですか？

すべての脳番地がはたらく〝起点〟

運動系脳番地は、頭頂部から左右の耳に向かってヘアバンド状に分布しています。**身体のあらゆる筋肉へ指示を出している脳番地**で、脳のなかで感覚野（感情系脳番地のひとつ）とともに最も早く発達する部位です。おなかのなかにいる赤ちゃんがお母さんのおなかを蹴るのは、運動系脳番地が発達してきている証拠といえるでしょう。

運動系脳番地は身体を動かすだけでなく、**動きのプランニング、つまり「運動企画」も担っています。**生後間もないころは、身体への指示の出し方やほかの脳番地との連携がうまくできないため、ぎこちない動きしかできません。成長とともに脳が発達すると、視覚系脳番地で認識したお母さんに向かって伝い歩きをしたり、伝達系脳番地と連携して口を動かして話せるようになったりと、できることが少しずつ増えていくのです。

一方、けがや病気で身体機能が低下すると、運動系脳番地が発達していても指示どおりに身体を動かすことが難しくなります。このことから、運動系脳番地はほかの脳番地に比べて物理的な身体への制限による影響を受けやすいといえるでしょう。

運動系脳番地が最大限にはたらいている状態のひとつが、スポーツをしているときです。身体を動かすときには脳も一緒にはたらいているため、スポーツをした後は、身体と一緒に脳も疲れた状態になります。

スポーツでは、思考系脳番地を使って戦略を練ったり、視覚系脳番地を使って相手の動きを

POINT

身体を動かすためのプランニングと指示を担っている

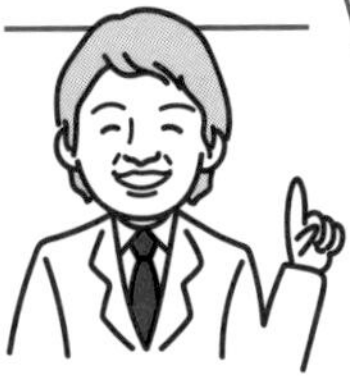

お答えしましょう！

運動企画をしたり、または企画したとおりに身体を動かすように指示を出したりする部位です。

■ 運動系脳番地ってどんな部位？

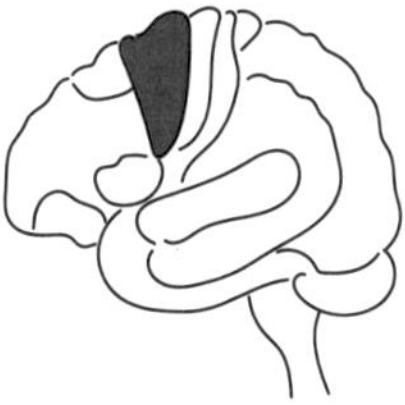

頭頂部から左右の耳に向かって位置し、動作に関するはたらきを担っている。

運動系脳番地が発達している人は、運動企画と動作を達成するための身体への指示が的確。運動系脳番地は複数の脳番地がはたらく起点にもなるため、スポーツなど身体を動かすためのマルチタスクが得意。

■ 運動系脳番地と身体機能の関係

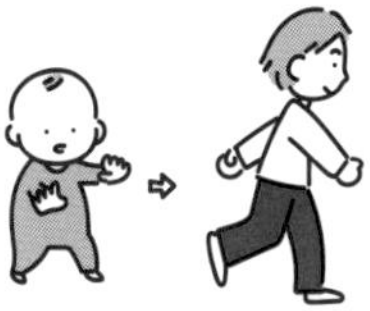

成長に伴って脳が発達すると、身体機能も上がり、動作がスムーズになる。

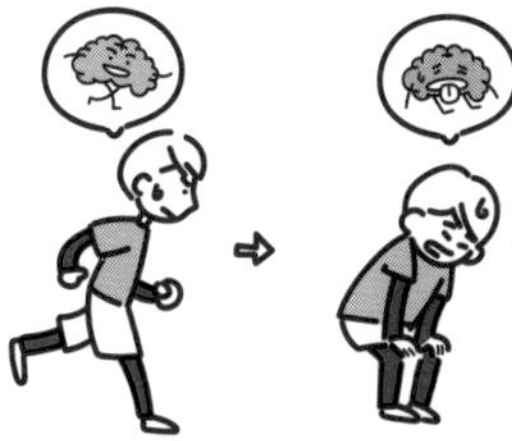

運動しているときは脳もはたらいているため、運動後は身体も脳も疲れる。

見極めたりと、脳全体を活用します。また、これらの活動に先立って首を動かし、眼球を動かし、時には耳で聞いて情報を得て、運動企画をする必要があります。

運動系脳番地は、すべての脳番地がはたらく〝起点〟なのです。

KEYWORD

運動企画……運動しようとしたときに、頭のなかで動作を計画してからその動作を行うまでの流れのこと。

脳のキホン 11

聴覚系脳番地って何ですか？

POINT
聴覚系脳番地は、耳から入った情報を処理している

自分へ向けられた音を正確に聞き取る

聴覚系脳番地は、人の声や音楽など、耳から入った情報を処理する脳番地です。聴覚系脳番地で受け取った音の情報を分析する理解系脳番地や記憶系脳番地、感情系脳番地は扁桃体の近くに分布しています。主に外部の音を聞くときは右脳、自分の声を脳内で聞くときは左脳の聴覚系脳番地が使われます。

聴覚系脳番地が発達していると、**人からの指示を的確にこなせたり、歌うことや音読が得意**だったりします。さらに聴覚系脳番地が発達している人は、単に〝耳がよい〟だけでなく、**さまざまな音のなかから必要な音を聞き分ける「選択的聴取」（カクテルパーティー効果）にも優れています**。このはたらきこそが聴覚系脳番地の真骨頂ともいえるでしょう。

また、「聞くべき音を選ぶ」力、すなわち、聴覚系注意力はコミュニケーション能力の高さにも関係します。コミュニケーションにおいては、話の内容だけでなく、声のトーンから言葉にされていない感情を読み取ることも重要です。聴覚系脳番地が発達していると、こうした情報を認識したうえで会話を進めることができます。

聴覚系脳番地が十分に機能していないと、コミュニケーションが苦手になりがちです。最近はテレワークが一般的になりましたが、メールなど文字によるコミュニケーションばかりしていると聴覚系脳番地が衰えるため、時折電話をかけて聴覚を刺激するコミュニケーションを心がけるとよいでしょう。

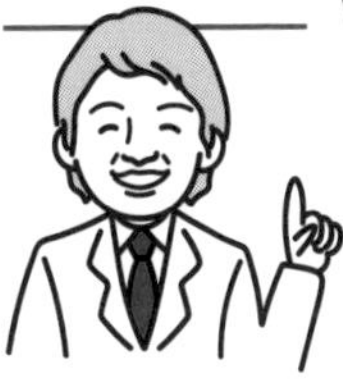

お答えしましょう！

耳で聞いた情報を処理する部位です。コミュニケーションにもかかわります。

■ 聴覚系脳番地ってどんな部位？

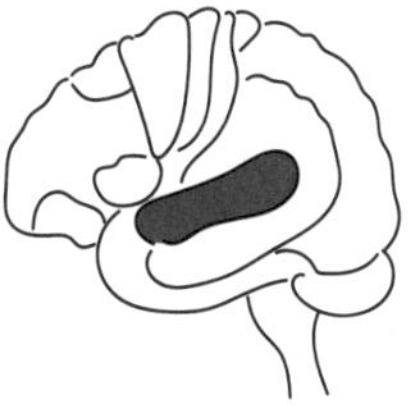

両耳のすぐ近くに位置し、聴覚に関するはたらきを担っている。

聴覚系脳番地が発達している人は、耳で聞いた情報の処理能力に優れている。主に外部の音を聞くときは右脳、自分の声を脳内で聞くときは左脳の聴覚系脳番地がはたらく。

■ 聴覚系脳番地がよくはたらく人の特徴

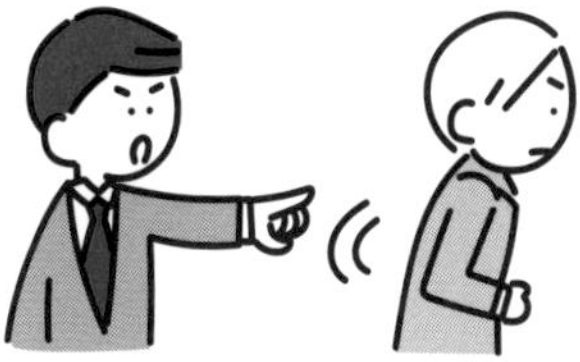

人からの指示を受けて、素早く的確に行動できる。また、電話などによるコミュニケーションも得意。

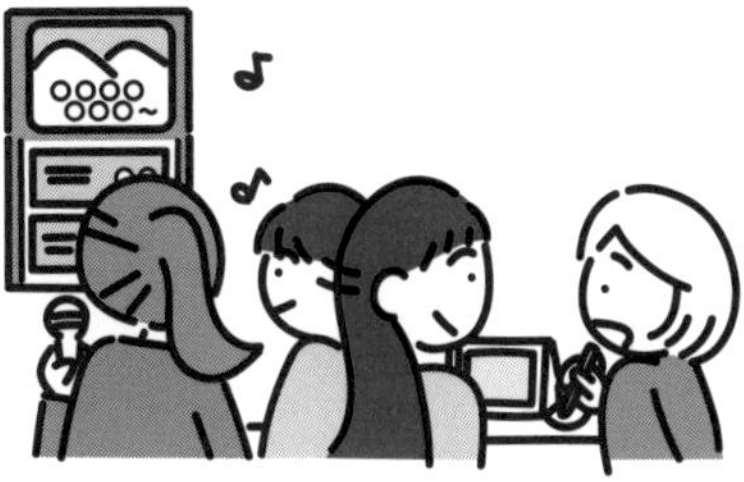

さまざまな音のなかから必要な音を聞き分ける「選択的聴取」（カクテルパーティー効果）に優れている。

KEYWORD

選択的聴取…… さまざまな音のなかで聞くべき音を無意識に選び、かつその音を集中して聞く力のこと。カクテルパーティー効果ともいう。

脳のキホン
12

視覚系脳番地って何ですか？

POINT
視覚系脳番地では目から入った情報を処理している

目で見た色や形・動きを情報として捉える

視覚系脳番地は、文字や色、形、動きなど**目から得る情報を処理する脳番地**です。目で見た映像は、眼球のレンズをとおして網膜に映り、視神経を通じて「視床」の外側膝状体《がいそくしつじょうたい》へ伝達され、後頭葉に分布する視覚系脳番地へ精密に投射されることで〝見える〟と認識しています。

絵画の鑑賞など止まっているものを見る「静止視力」と、人や車などの動いているものを見る「動体視力」では、同じ視覚系脳番地でもかかわる部位が異なります。

また、映像を見る際には視覚系脳番地の主に右脳側が、文字を読む際には左脳側が活動します。これらの脳番地が発達していると、**複雑なデータが並んだ資料をスムーズに読むことができたり、間違い探しのパズルが得意**だったりします。

視覚系脳番地は脳の前頭葉にも分布しており、後頭葉では「その状態をありのままに見る」役割を果たすのに対し、前頭葉では「見たいものを見る」ためにはたらきます。特に球技などのスポーツを行うときは、周囲の状況を把握する能力が重要で、さまざまな脳番地を駆使する必要があります。優れた選手は前頭葉の視覚系脳番地で動くボールを捉えつつ、ほかの選手の動きを確認し、理解系脳番地と連携して状況を深く分析して、運動系脳番地と連携しながら、ビッグプレーを実現するのです。

さらに、視覚系脳番地はコミュニケーションとも密接にかかわっています。人と対話する

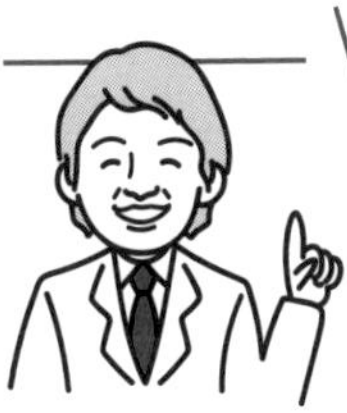

お答えしましょう！

目で見た情報を処理する部位です。見るものによってはたらく部位が変わります。

■ 視覚系脳番地ってどんな部位？

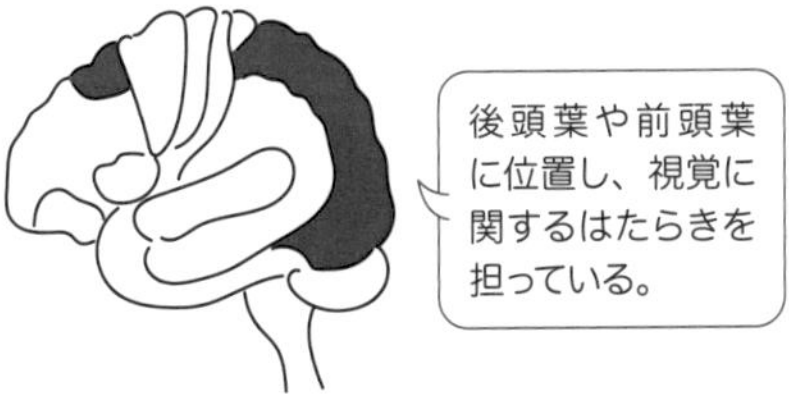
後頭葉や前頭葉に位置し、視覚に関するはたらきを担っている。

視覚系脳番地が発達している人は、目で見た情報の処理能力に優れている。見るものによってはたらく部位は変わる。

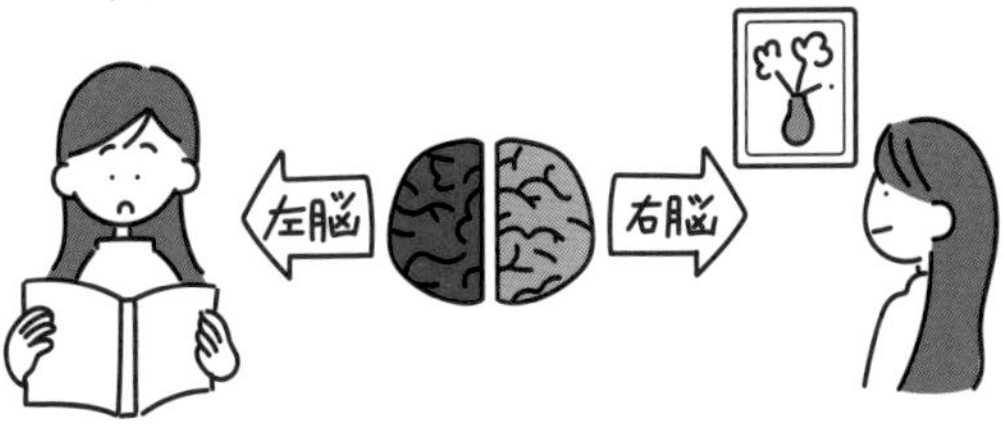
左脳
右脳

映像などを見るときは右脳がはたらき、読書をするときなどは左脳がはたらく。

ときは聴覚で話を聞くだけでなく、相手のジェスチャーや表情、容姿などの視覚情報を無意識に活用しています。視覚系脳番地が発達している人は、相手の微細な行動や表情の動きを見逃しません。〝場の雰囲気〟といった明確には示されないものも含め、視覚的な情報を総合的に処理する能力が優れているのです。

KEYWORD

視床……各脳番地と感覚情報など多様な情報のやりとりを行う役割を担う。

脳のキホン
13
理解系脳番地って何ですか？

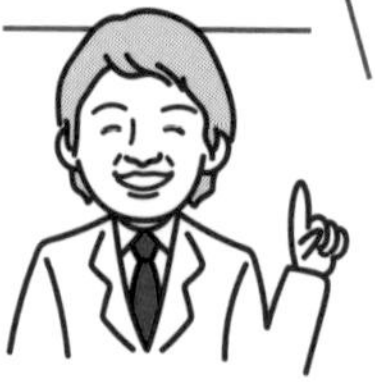

お答えしましょう！

複数の情報をまとめて、冷静に物事を分析するときにはたらく部位です。

■ 理解系脳番地ってどんな部位？

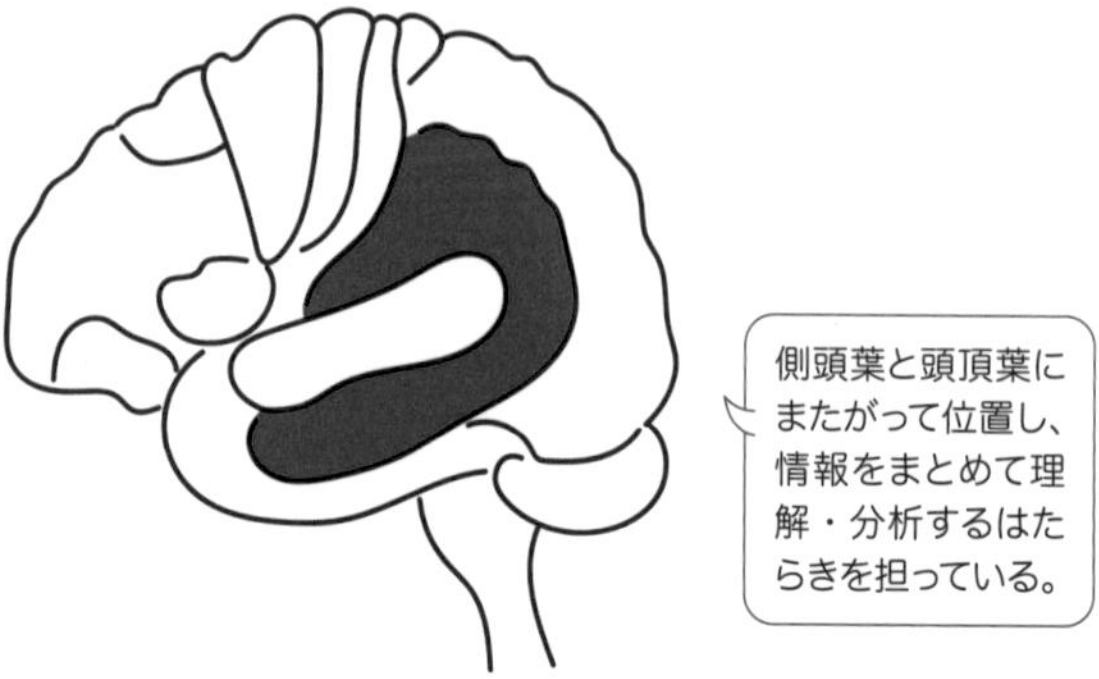
側頭葉と頭頂葉にまたがって位置し、情報をまとめて理解・分析するはたらきを担っている。

理解系脳番地が発達している人は、インプットした情報をうまくアウトプットすることができます。また、冷静に物事を判断できるため、イライラしたり怒ったりすることが少なく、人の相談に乗ることが得意。

POINT

理解系脳番地は複数の情報をまとめて処理する部位

情報を整理して理解を深める

理解系脳番地は、側頭葉と頭頂葉にまたがっている脳番地です。**視覚系脳番地や聴覚系脳番地から入った情報や、記憶系脳番地で処理された過去の経験や記憶など、複数の情報をまとめて理解する**ときにはたらきます。理解系脳番地と思考系脳番地、後述する記憶系脳番地は、脳のなかでも連動しながら高度で複雑なはたらきをする「高次脳機能」を担っています。この高次脳機能は、自分でそのはた

■理解系脳番地がよくはたらく人の特徴

可視化された情報への理解が早い。

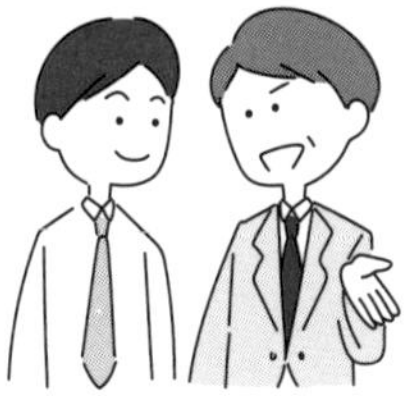

相手から聞いた情報をもとにうまくアウトプットへつなげられる。

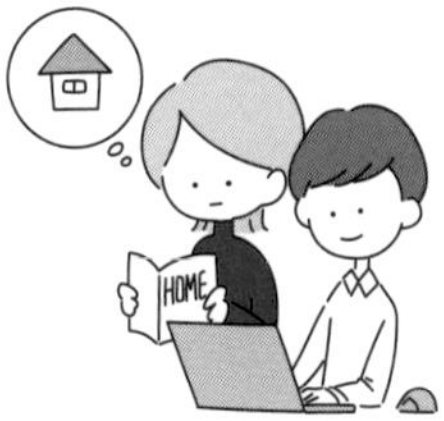

得た情報をもとに、過去の経験や記憶と照らし合わせて理解を深められる。

らきを自覚しにくいという特徴があります。

理解系脳番地をはたらかせるには、物事の理解度を図表化や文字化、数値化するなど可視化して自覚することが大切です。インプットした情報をまとめて、それをアウトプットすることで自分が理解していない部分に気がつきます。理解していない部分に気づけると、理解を深めるための行動に移すことができるのです。

また、理解系脳番地が発達すると、**すぐに怒ることがなくなります**。人は理解できないことに対してイライラしたり怒ったりしてしまう傾向がありますが、物事を理解すると怒る必要がなくなります。ほかにも、**人の相談に乗ることが得意**になります。人の相談に乗るためには、相手が話した情報と自分の経験を理解系脳番地で分析しながらアドバイスをする必要があるためです。

KEYWORD

高次脳機能……思考や言語など、主に大脳で営まれる複雑な機能の総称。脳損傷によって高次脳機能に影響が出る障害を高次脳機能障害という。

脳のキホン 14

記憶系脳番地って何ですか？

POINT

海馬とその周辺に位置する、記憶にかかわる脳番地

情報を記憶し思い出すための脳番地

記憶系脳番地は、記憶を司る「海馬」や運動学習にかかわる小脳など、広範囲に広がっています。**目や耳で得た情報を覚え、それを思い出す役割を果たしている**のです。

私たちは会話をするとき、話のつながりや内容を自然と記憶しています。そのため、文脈や経緯などを踏まえた会話をスムーズに進めることができるわけですが、このとき海馬はほかの記憶系脳番地とつながるはたらき方をしています。例えば「さきほど彼はAといった」という短期的な記憶（短期記憶）を海馬が担い、「Aについて、以前にBという体験をした」という長期的な記憶（長期記憶）を保管する側頭葉の海馬の下にある皮質が担います。そして、「Aについてなんだけど、3年前にBのようなことがあって……」といった話をするために、海馬がBを引っ張り出す作業をしているのです。この一連の流れからわかるように、**海馬は記憶系脳番地の要**といえます。

高齢者に多く見受けられるアルツハイマー型認知症は、海馬など脳の一部が萎縮することから、新しいことを記憶できなくなったり、時間や場所がわからなくなってしまったりする病気です。当然、会話の内容も記憶できないため、文脈に合わない話や同じ話を繰り返してしまいます。

一方で小脳は、身体の動きを覚える手続き記憶（運動記憶）に関与しており、一度覚えたことは忘れにくいという特徴があります。自転車に乗ることを一度

お答えしましょう!

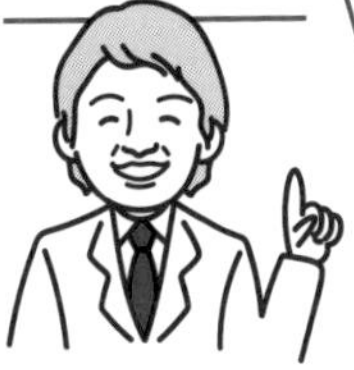

情報を記憶したり、記憶した情報を取り出したりする部位です。

■ 記憶系脳番地ってどんな部位?

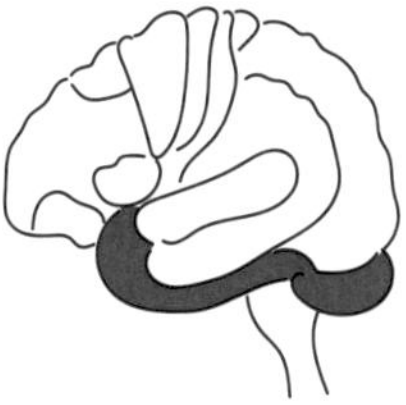

海馬や小脳などの広範囲に位置し、記憶に関するはたらきを担っている。

記憶系脳番地が発達している人は、物事の手順や方法を覚えるのが得意で、物事の習得が早い。時間感覚にも優れていることから、過去の情報を活かしつつ、今やるべきことをこなし、その情報を未来に活かせる。

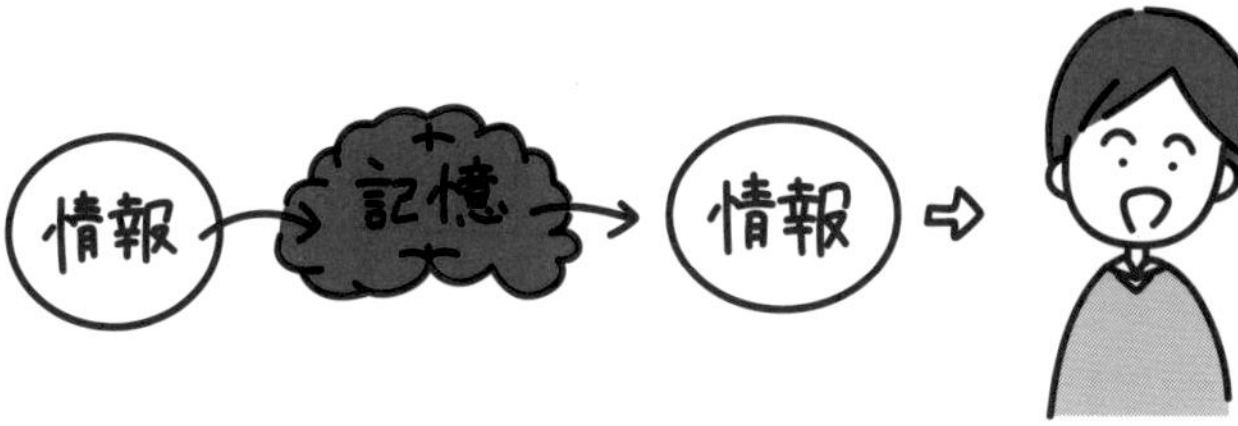

情報を記憶し、その記憶を取り出してアウトプットするときにはたらく。

習得すれば時間が経っても乗れるように、「身体が覚えている」状態になるわけです。

記憶系脳番地が発達している人は物事の手順や方法を覚えるのが得意で、物事の習得が早いです。時間感覚にも優れており、計画どおりの行動ができます。つまり、過去の情報を活かして行動し、その情報を未来に活かすことができるのです。

KEYWORD

海馬……短期記憶や空間認識能力にかかわる脳の器官。左右の側頭葉の内側に位置している。

脳のキホン

15

脳番地ごとの得意・不得意はどう決まるのですか？

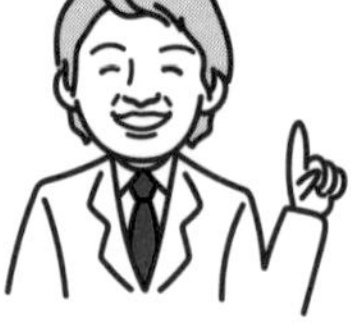

お答えしましょう！

脳は育つ環境や経験によって発達するため、その過程で得意・不得意が決まります。

■ 得意・不得意は経験の差によるもの

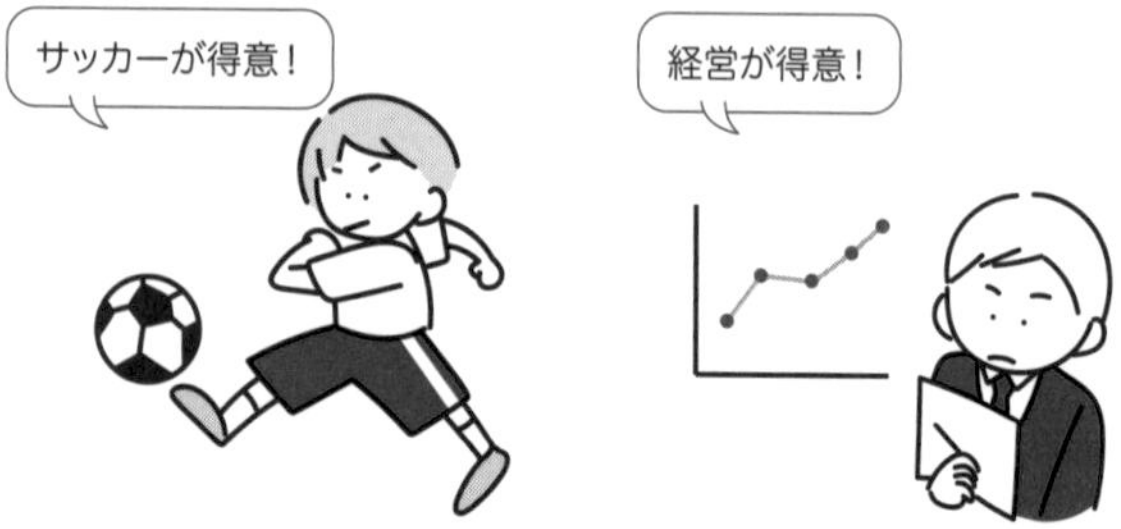

個人の得意・不得意は遺伝では決まらない

人にはそれぞれ得意なもの、不得意なものがあるが、遺伝ですべてが決まるわけではない。これまでに培った経験により使ってきた脳の部位が異なるため、得意・不得意が分かれる。

POINT

脳番地ごとの得意・不得意は後天的に決まっていく

脳の発達の仕方は経験に左右される

脳番地ごとの得意・不得意には、遺伝的な要因は少なく、これまでの経験が大きく影響します。例えば、スポーツをしている人は視覚系脳番地と運動系脳番地がそれぞれ発達して、結びつきが強くなります。同様に、経営者として組織を俯瞰して、社員に次の計画を示していく経験が積まれると、理解系脳番地と伝達系脳番地がより連携して発達します。つまり、**脳の使い方を意識して物事に取り組むこ**

■遺伝子がほぼ同じ双子でも脳の発達は異なる

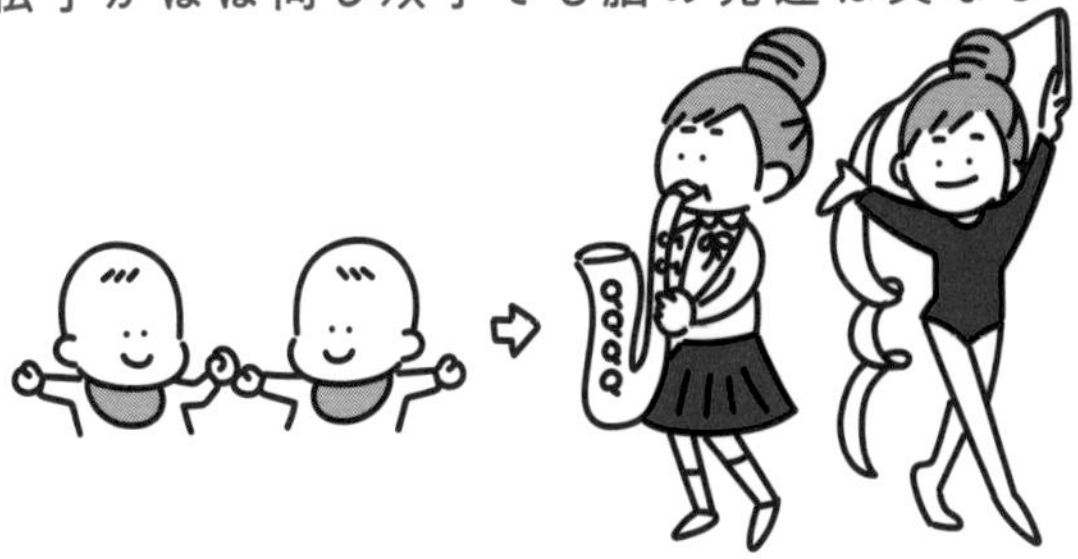

遺伝子がほぼ同じ双子（一卵性双生児）であっても、経験により脳の発達の仕方が異なる。したがって、得意・不得意にも差が出る。

とで、それぞれの脳番地を発達させ、新たな回路を後天的につくり出すことができるのです。

高次的な機能を司る大脳皮質は経験によって成長する側面が大きいため、一卵性双生児に関する研究では、それぞれの経験によって異なる脳の発達をすることが報告されています。脳の成長の出発点では遺伝的な影響もありますが、ほぼ同じ遺伝子を持つ一卵性双生児でも、まったく同じ経験を積むことはありません。成長とともに、新たな経験を通じて自分の脳の特徴は変わり、特定の脳番地を意識して発達させることもできるというわけです。

現代では「MRI」を使って脳を画像化し、写った脳の枝ぶり（26ページ）から、脳のネットワークの発達の状態を知ることができるようになりました。それを見ると、それぞれの脳番地による機能の得意・不得意はもちろん、その人の個性や性格も把握することができます。

KEYWORD

MRI……磁気共鳴画像法（Magnetic Resonance Imaging）の略で、強力な磁石と電磁波を利用して体内の断面像を描出する。

脳のキホン 16

脳内の神経伝達物質って、何ですか？

POINT

神経細胞同士の情報交換に関与する化学物質

精神面に影響を与える化学物質

脳の神経細胞同士は、シナプスから放出される「神経伝達物質」を通じて互いに情報を交換しています。**神経伝達物質は精神面に大きく影響を与える化学物質**です。促進性と抑制性に二分され、約100種類あるといわれています。なかでも「ドーパミン」「セロトニン」「ノルアドレナリン」の3つは、三大神経伝達物質として有名です。

ドーパミンは、パルメザンチーズに豊富に含まれるアミノ酸のひとつのチロシンが原料の物質です。**分泌されると快楽や多幸感を感じ**ます。食事や性行為などの本能的な行動によって分泌され、それらを快感と捉えることで生命を維持する「脳内報酬系」（64ページ）を活性化させます。また、褒められる、目標を達成するなど、社会的欲求が満たされたときも分泌されるので、この快楽を得ようとすることがやる気の向上につながります。一方、アルコールやドラッグといった依存物質やギャンブルなどで快感を得ると、繰り返し快感を得ようとして依存症につながる可能性があります。

セロトニンは、アミノ酸であるトリプトファンにより合成される物質です。トリプトファンは体内で生成できないため、食べ物から摂取しなければならず、セロトニンの大半は腸内でつくられます。**脳の興奮を抑えて心身をリラックスさせ、安心感をつくり出す**作用があります。さらに、睡眠物質であるメラトニンはセロトニンからつくられるため、セロトニンが欠乏お答えしましょう!

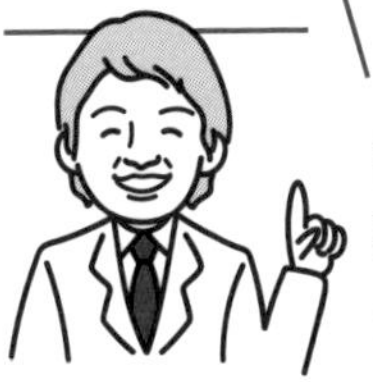

神経細胞同士の情報交換を行う化学物質です。主に精神面に大きく影響します。

■ 神経伝達物質のはたらき

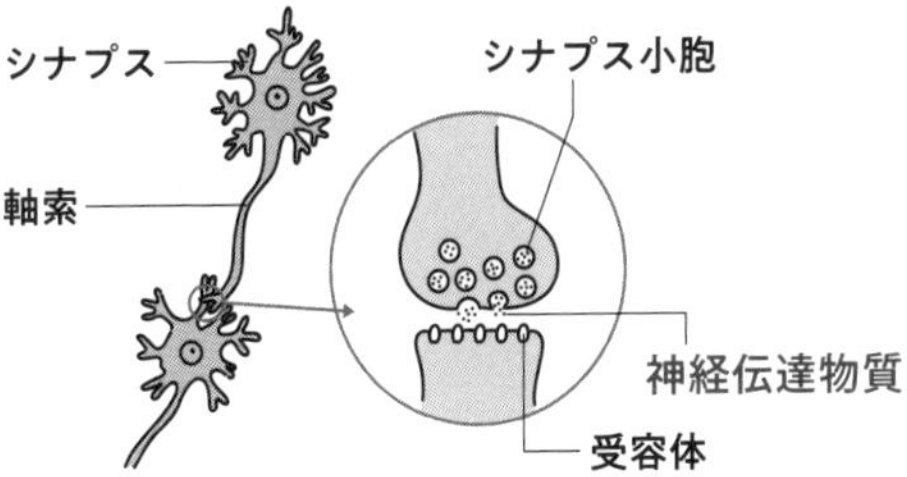

神経伝達物質はシナプス小胞から放出され、神経細胞同士の情報交換を行っている。神経伝達物質の種類は約100種類あるといわれ、主に精神面に影響を与える。

代表的な神経伝達物質とそのはたらき

ドーパミン	セロトニン	ノルアドレナリン
快楽や多幸感を感じる。	心身をリラックスさせる。	緊張や集中力を高める。

すると不安や不眠症状を引き起こすのです。

ノルアドレナリンは、ドーパミンと同じくチロシンを原料として副腎の髄質で産生される物質です。**緊張や集中力を高め、「交感神経」を活性化させる**はたらきがあります。具体的には、血管が収縮し、血圧や心拍数が上昇することで身体を活動に適した状態へ導きます。

KEYWORD

交感神経……副交感神経とともに無意識に身体機能を調整している自律神経のひとつ。

「物忘れ」をするのは脳が老化しているからでしょうか？

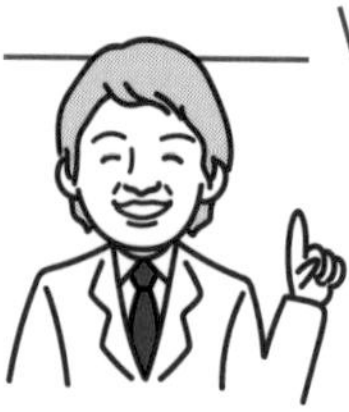

お答えしましょう！

老化により海馬が萎縮すると記憶力が低下するため、物忘れをするのは老化も一因です。

■ 物忘れのしくみ

記憶したことが思い出せない場合

意味記憶ができていないことから、情報をうまく取り出すことができない。

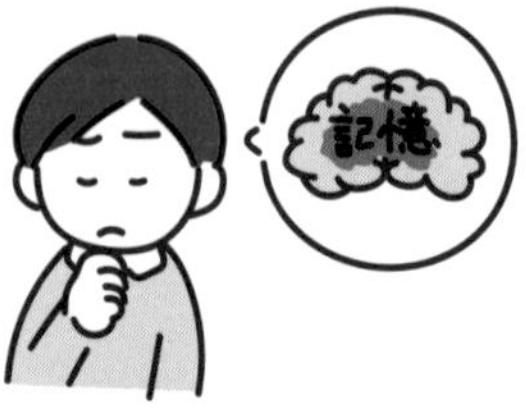

そもそも記憶できていない場合

老化により海馬が萎縮し、短期記憶を保持できず、長期記憶への移行もできなくなる。これにより思い出すことができない。

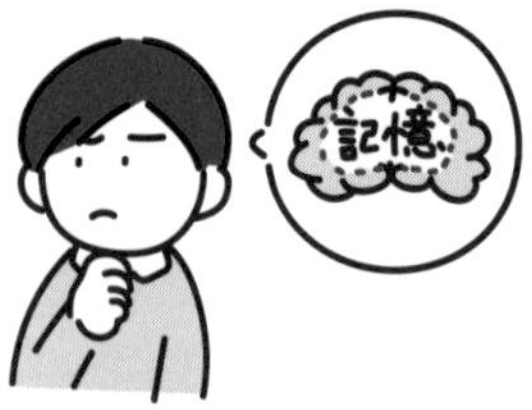

「思い出せない」には2つの要因がある

記憶系脳番地には「記憶する」「思い出す」という2つの機能があります。そして物忘れにも、「記憶したことが思い出せない場合」と「そもそも記憶できていない場合」の2つのケースがあるのです。

物事を記憶するには、海馬のはたらきが欠かせません。「記憶したことが思い出せない場合」では、20ページで解説した「意味記憶」がうまくできていない可能性があります。

POINT

海馬のはたらきが弱くなると短期記憶ができなくなる

■ 記憶力と睡眠の関係

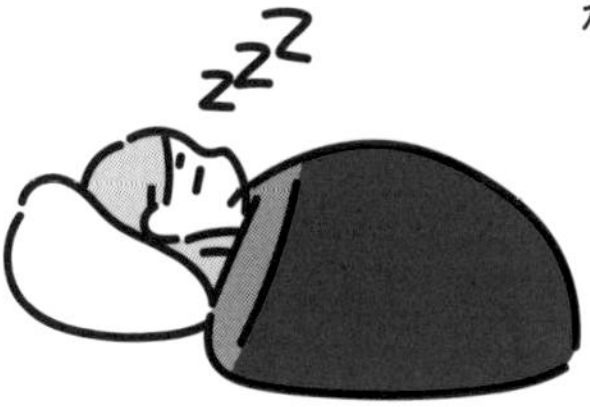

十分な睡眠時間を確保し、
かつノンレム睡眠（深い眠り）を取る
⬇
日中の脳の覚醒度が上がる
⬇
記憶力が向上する

「そもそも記憶できていない場合」では、老化により海馬が萎縮しているケースが多いです。海馬が萎縮すると、短期記憶を保持する機能が損なわれます。**短期記憶ができないと長期記憶への移行も難しくなり、思い出すことができなくなってしまう**のです。また、マルチタスクで思考系脳番地を酷使しているときにも、同じ現象が起こることがあります。

さらに、記憶力は睡眠とも密接にかかわっています。物忘れの改善には睡眠時間を確保し、ノンレム睡眠（56ページ）を取ることが有効です。**十分な睡眠を取って日中の脳の覚醒度が上がるほど、記憶力は向上**します。また、睡眠障害や閉塞性睡眠時無呼吸症などの睡眠にかかわる病気によって、認知症になるリスクが高まることもわかっています。物忘れを予防すべく生活習慣を見直すことが、認知症予防へもつながるのです。

KEYWORD

閉塞性睡眠時無呼吸症……睡眠中に舌根が沈下するなどして気道を閉塞し、無呼吸になる病気。持続陽圧呼吸療法（CPAP）で治療が可能。

脳のキホン
18
スマホやPCの使用は、脳にどのような影響を与えていますか？

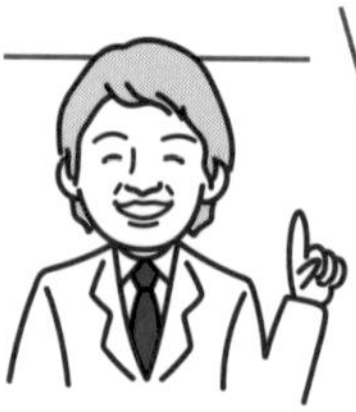

お答えしましょう！

デジタル機器を使用することで「得られる経験」が各段に減り、脳機能が低下します。

■ アナログとデジタルの違い

アナログ

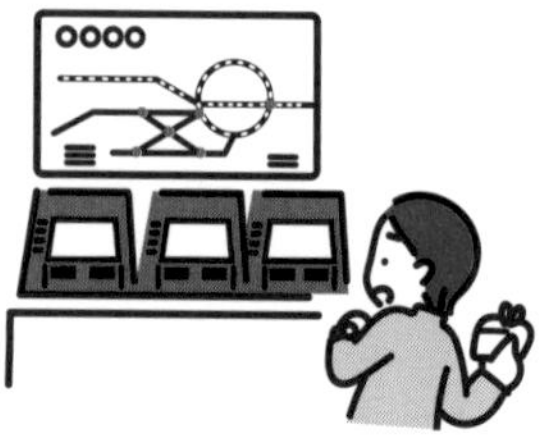

自ら動いて経験を積む。
➡経験が脳に記憶されるうえ、脳番地同士のネットワークを活性化させる。

デジタル

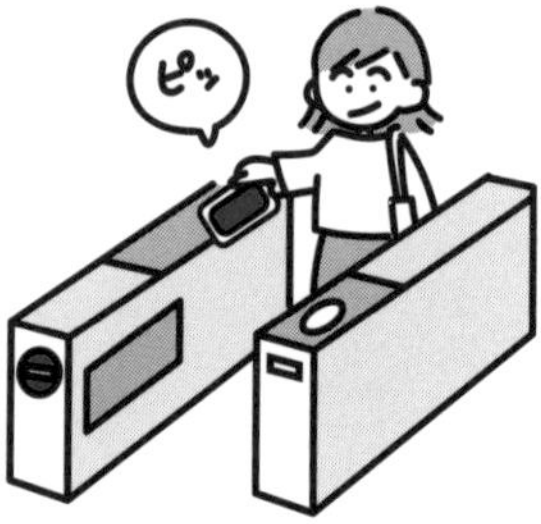

プロセスがカットできて便利。
➡経験が積まれないため、はたらく脳番地が減り、理解力や思考力が下がる。

デジタル機器の使用は脳のはたらきを低下させる

スマホやPCなどは便利な一方で「得られる経験」が減り、脳のはたらきに影響を与えます。

例えば、切符を買って電車に乗るときは運賃を調べたり、降りるまで切符をなくさずに持っておいたりする行為が必要です。自ら動いて取り組んだ物事は、プロセスや結果といった経験がエピソード記憶として脳に記憶されます。加えて、物事を達成するためのプロセスや効率

POINT
脳は経験を重ねると、はたらきが活発になる

■ デジタル機器は行動の“ショートカット”の手段

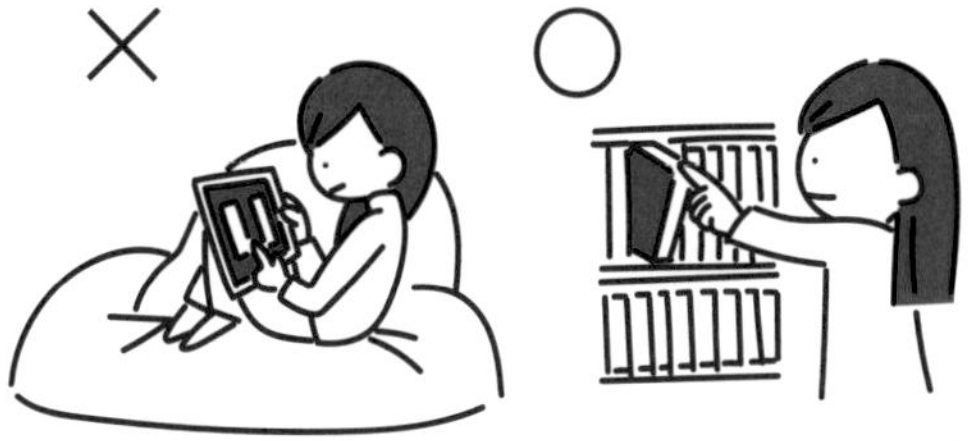

本を読むときはウェブサイトで電子書籍を買うのではなく、デジタル機器で書名や在庫を調べ、書店に行って本を買えば、得られる経験が増える。

を考え実践することで、脳番地同士のネットワークを活性化させます。

一方、スマホなどのデジタル機器は改札にかざすだけで電車に乗れるため、運賃を調べる必要もありません。このように、デジタル機器の使用でプロセスが大幅にカットされ、得られる経験が極端に少なくなります。これによりはたらく脳番地が減り、理解力や思考力が下がってしまうのです。

また、近年は教育現場においてタブレット端末を使用した「デジタル学習」が導入されています。しかし、経験が積まれないことで海馬のはたらきが鈍くなり、記憶力に大きく影響を与えます。必ずしも学習内容が定着していくとは限らないのです。

デジタル機器をうまく活用するコツは、行動の〝ショートカット〟の手段とすることです。例えば、デジタル機器を日々の雑務処理などに使って効率化すれば、自分のやりたいことに時間を割くことができます。そして、人生の糧になる趣味や学びは、身体と時間を使った「体験学習」の形で取り組んでみましょう。

COLUMN

なぜ脳には休息が必要なの？

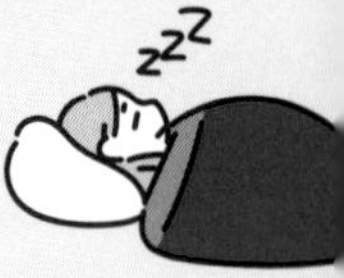

脳の疲労を悪化させないために脳の休息が必要

漠然と「頭がよく回らない……」などと思うことがあるでしょう。身体の疲れは自覚しやすいですが、脳の場合はどうでしょうか。

私たちは日常的にあらゆる情報を処理しています。その際、無意識に同じ脳番地を酷使してしまうと、脳のエネルギー源となるグルコースや酸素を供給するしくみが崩れ、脳全体のはたらきがおのずと低下してしまいます。そうして私たちは、「頭が疲れた」と自覚する状態に陥ってしまうのです（60ページ）。

頭が疲れている状態を悪化させないためには、計画的に脳に休息を取らせることが大切です。現代人は、デスクワークの増加やスマホの普及で常に多くの情報に触れていることから、昔と比べて脳を使う時間が増えたといわれています。そのため、自覚できていない脳の疲れが原因となって記憶力や集中力が低下するといったことがあるかもしれません。

本書のコラムでは、脳の疲れによるさまざまな症状を改善させる、「脳の休ませ方」を紹介していきます。日常にすぐ取り入れられる方法も多いので、ぜひ実践してみてください。

第2章

こんなとき、脳では何が起きていますか？

普段の生活で感情の起伏を感じることがあると思います。例えば、何かを好きになったり嫌いになったり、緊張やプレッシャーを感じたりすることもあるでしょう。そうした感情の変化などを感じているとき、脳のなかではどのようなことが起こっているのでしょうか？

記憶は、脳でどのように定着するのですか？

POINT

一度、短期記憶として保持され、長期記憶へ移行する

海馬が情報を集め、長期記憶へ移行する

聴覚、視覚、皮膚感覚などの五感で得た情報は、まず聴覚系、視覚系、感情系の脳番地へ送られます。そして、ほぼ同時に海馬が情報を短期記憶として保持しながら、思考系と理解系の脳番地が情報の分析と取捨選択を行い、長期記憶へと移行することで、記憶されていくのです。このプロセスがうまく機能しないと、五感から情報が入ってきても記憶は定着しません。

五感で得た記憶を定着させるポイントのひとつが、**情報の入り口となる五感を研ぎ澄ます**ことです。ピアニストは音を聞く力が、画家は見る力が優れているように、インプットする情報の質は、アウトプットの質に影響します。そして、ふたつめのポイントが覚えたい事柄に対して興味を持つことです。**記憶のプロセスが主体的に動くと、記憶の定着率も上昇する**のです。

また、脳はバックグラウンドでもはたらいていますが、そのひとつの活動として、無意識に「記憶を思い出すこと」を繰り返しています。この「繰り返し記憶を思い出すこと」も記憶の定着に一役買っています。

一方、自転車の乗り方や楽器の演奏といった運動技能に関する手続き記憶も、繰り返すことによって定着します。手続き記憶は強固なもので、一度獲得されると忘れることはほぼありません。

手続き記憶には小脳と大脳基底核と呼ばれる場所を使うため、海馬が損傷して記憶障害が起こったとしても失われにくいといわれています。

お答えしましょう!

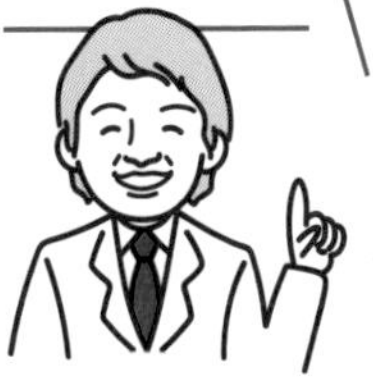

五感から得た情報を脳が分析・取捨選択し、短期記憶から長期記憶へ移行することで記憶が定着します。

■ 聴覚で得た情報を長期記憶にするプロセス

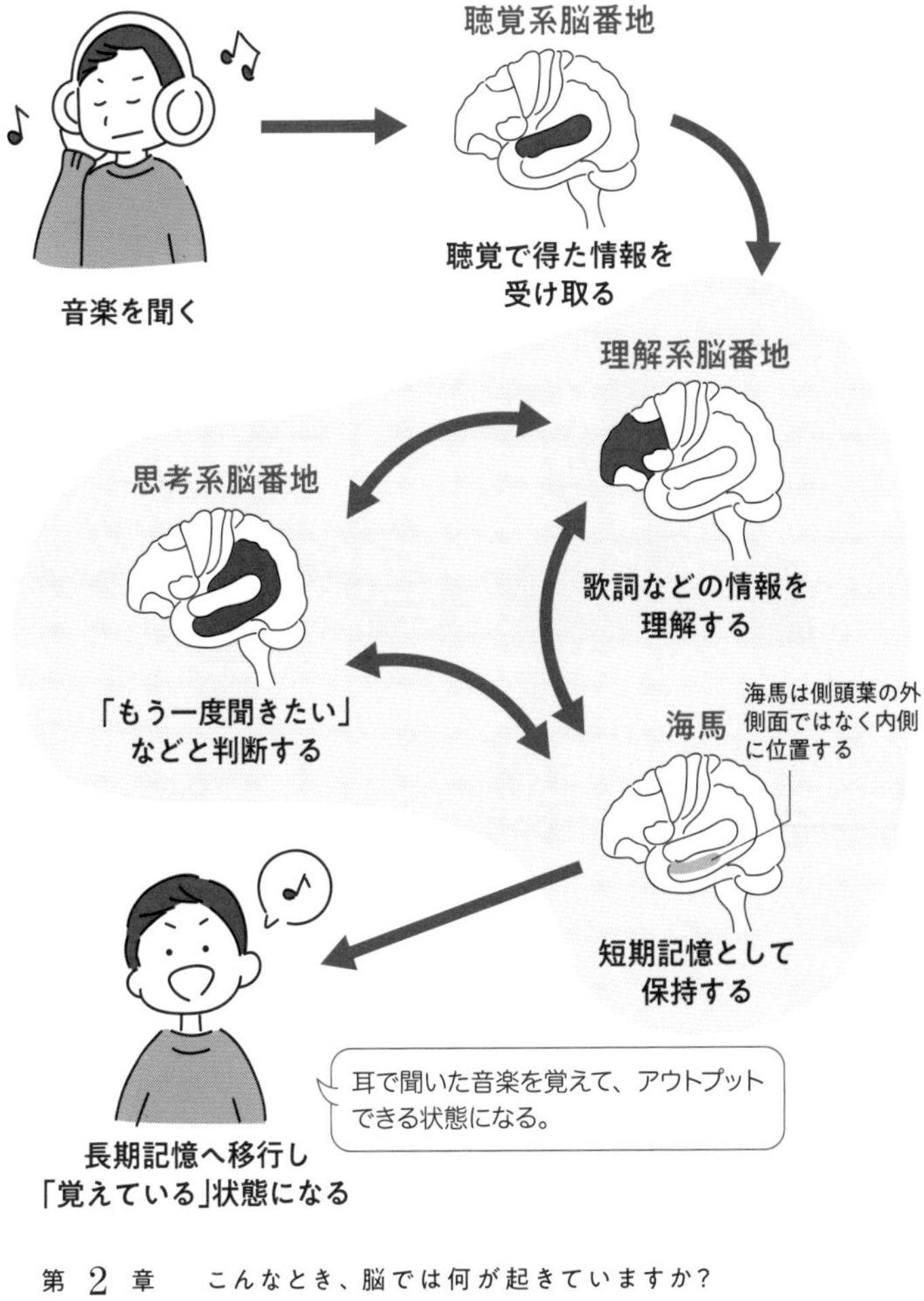
音楽を聞く
聴覚系脳番地
聴覚で得た情報を受け取る
理解系脳番地
歌詞などの情報を理解する
思考系脳番地
「もう一度聞きたい」などと判断する
海馬
海馬は側頭葉の外側面ではなく内側に位置する
短期記憶として保持する
長期記憶へ移行し「覚えている」状態になる
耳で聞いた音楽を覚えて、アウトプットできる状態になる。

夢を見ているとき、脳では何が起きていますか？

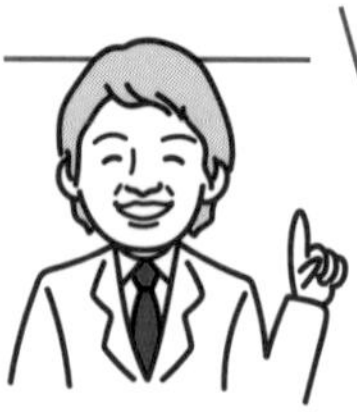

お答えしましょう！

脳が活動していて、個人が持っている記憶を無意識に思い出しています。

■ノンレム睡眠とレム睡眠

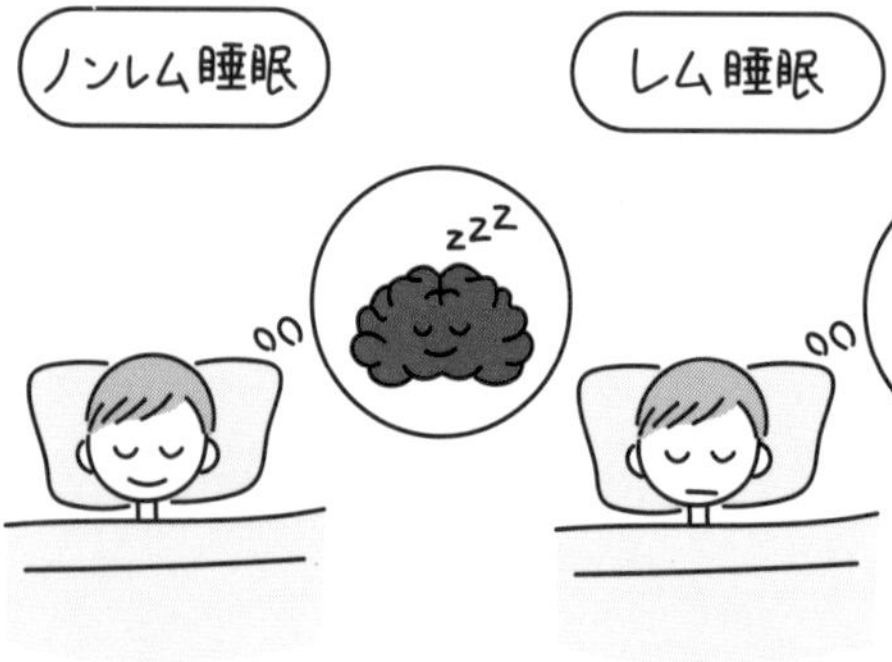

ノンレム睡眠中は、副交感神経が優位になり、脳は休息している状態になる。一方のレム睡眠中は脳が活動し、夢を見やすい状態になる。

POINT
夢を見るのは脳が活動しているとき

夢を通して自分を知ることができる

睡眠段階は「ノンレム睡眠」と「レム睡眠」に分かれています。レムというのは急速眼球運動（rapid eye movements：REMs）の頭文字からとった語です。ノンレム睡眠中は脳の覚醒度が低下していき、脳は休息します。反対に、レム睡眠中は脳が活動していて、このときに夢を見ます。

　レム睡眠中は短期記憶を保持している海馬が刺激され、その日に意識していたことや、寝る

■レム睡眠中に夢を見るしくみ

無意識のうちに記憶を思い出して定着させている。

→

無意識に引き出された記憶や気持ちが夢として反映される。

・その日意識していた短期記憶
・側頭葉に保管されている長期記憶
・身体の状態から感じた気持ち　など

直前に考えていたことが特に反映されるといわれています。このプロセスは、前項で示した「無意識に記憶を思い出し定着させるプロセス」にかかわっています。一方で、側頭葉に保管されている長期記憶が夢に現れることもありますが、いずれにせよ夢には個人が持つ記憶が無意識のうちに現れます。

　また、夢は脳だけでなく身体の状態とも関係しています。例えば閉塞性睡眠時無呼吸症の人が睡眠中に一時的に呼吸が止まり「苦しい」という体感を持つと、この感覚が悪夢を引き起こすことが考えられます。**睡眠時の身体の状態が夢の内容に反映される**わけです。

　正夢や予知夢なども、脳のはたらきから考えると、もともとは自分の脳のどこかに記憶が存在していると考えられます。夢は最も個人的な出来事であり、自分自身と深くかかわりを持っているのです。

KEYWORD

ノンレム睡眠／レム睡眠

……ノンレム睡眠は、深い眠りについており、脳が休息している状態を指す。レム睡眠は、浅い眠りで脳が覚醒しており、夢を見やすい状態を指す。

現象と脳の関係
3

緊張で頭のなかが真っ白になるとき、脳では何が起きていますか？

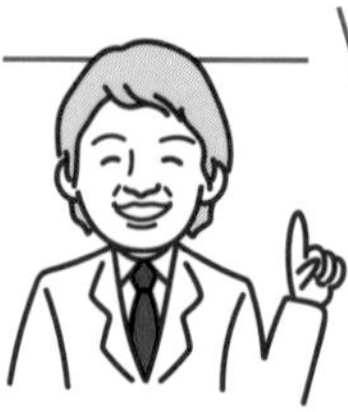

お答えしましょう！

交感神経が高まり、理解系脳番地が情報を統合できていない状態です。

■ 情報が処理できないと「頭のなかが真っ白」に

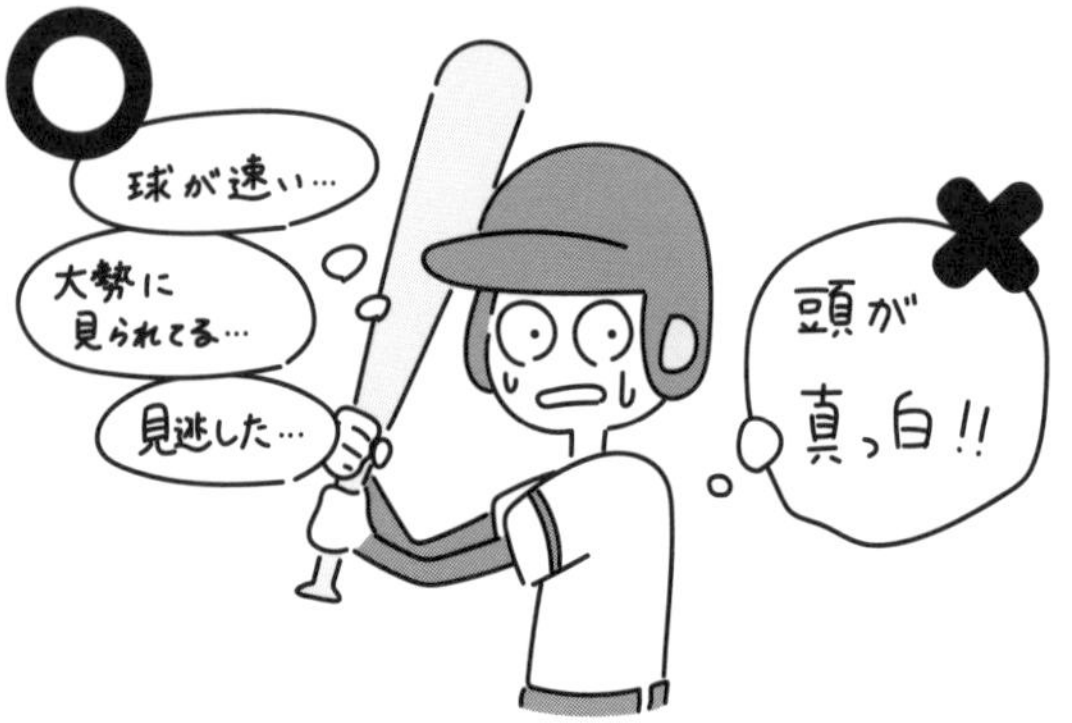

緊張して「頭のなかが真っ白」だと感じているときは、理解系脳番地が情報を処理できずにいる状態。状況を整理して物事への理解を進めると、再び脳がうまくはたらくようになる。

交感神経が活性化してしまう

緊張やプレッシャーを感じて、頭のなかが真っ白になるような現象は、交感神経がとても活発になり、身体の緊張感が高まっているときに起こります。頭のなかが真っ白になる状態に対して思考系脳番地が止まっているイメージを持つかもしれませんが、実際には**理解系脳番地が情報を統合できていない状態なのです**。このとき、自ら脳に今の状況のヒントを与えて、少しずつ目の前の物事への理解を

POINT
交感神経の活性化で理解系脳番地が混乱している

■マインドワンダリングの例

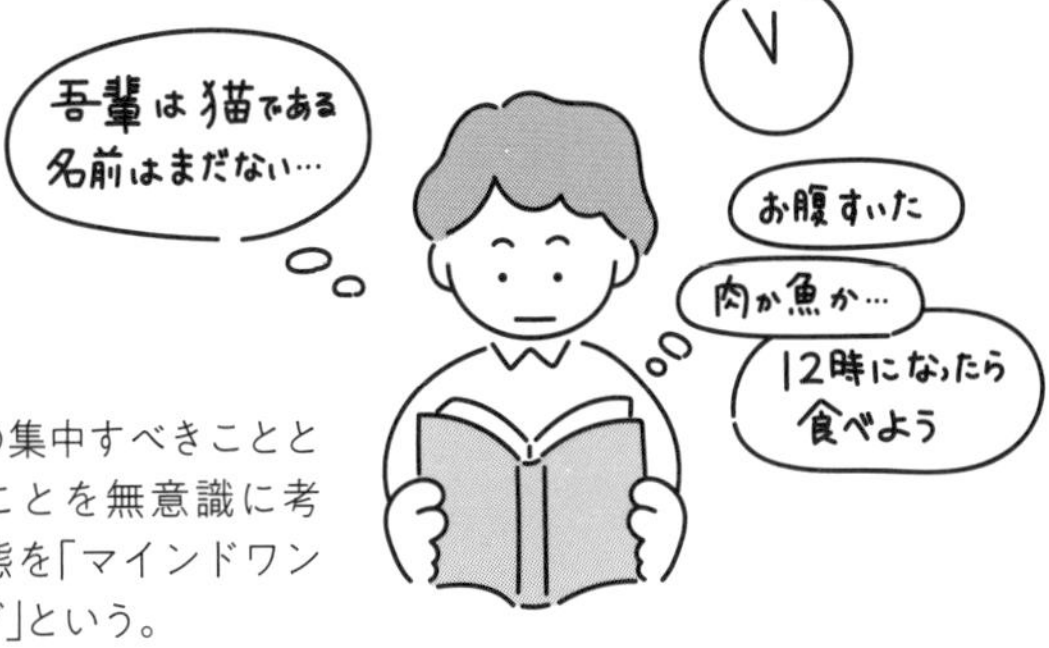
吾輩は猫である
名前はまだない…
お腹すいた
肉か魚か…
12時になったら
食べよう

目の前の集中すべきこととは別のことを無意識に考える状態を「マインドワンダリング」という。

進めると、脳を再びはたらかせることができます。

　交感神経が過剰にはたらいた状態が続くと、「過緊張」と呼ばれる状態になります。すると自律神経のバランスが崩れ、動悸や息切れ、肩こりなど身体へ悪い影響を与えてしまいます。

　緊張したとき以外にも、脳がうまくはたらかなくなることがあります。目の前にやるべきことがあるのに、別のことに意識が向いてしまうといった状態です。この状態のことを「マインドワンダリング」と呼びます。私たちは**起きている間の30～50%もの時間、マインドワンダリングを経験している**ことがわかっています。マインドワンダリングのときは思考が停止してしまうわけではなく、取り留めのないことを無意識に考え続けています。何か起こったときに脳をすぐに動かして対処するため、脳をアイドリング状態にしてエネルギーを保持していると考えられています。

KEYWORD
マインドワンダリング……目の前に集中すべきことがあるにもかかわらず、それとは関係ないことを考えてしまう状態。

「頭が疲れた」と感じるとき、脳では何が起きていますか？

POINT

頭が回らないときは、脳に供給される酸素が不足している

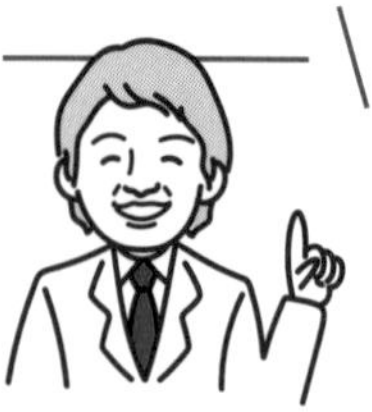

お答えしましょう！

脳が酸素不足の状態に陥っており、十分にはたらかなくなっています。

■ 脳内の酸素供給

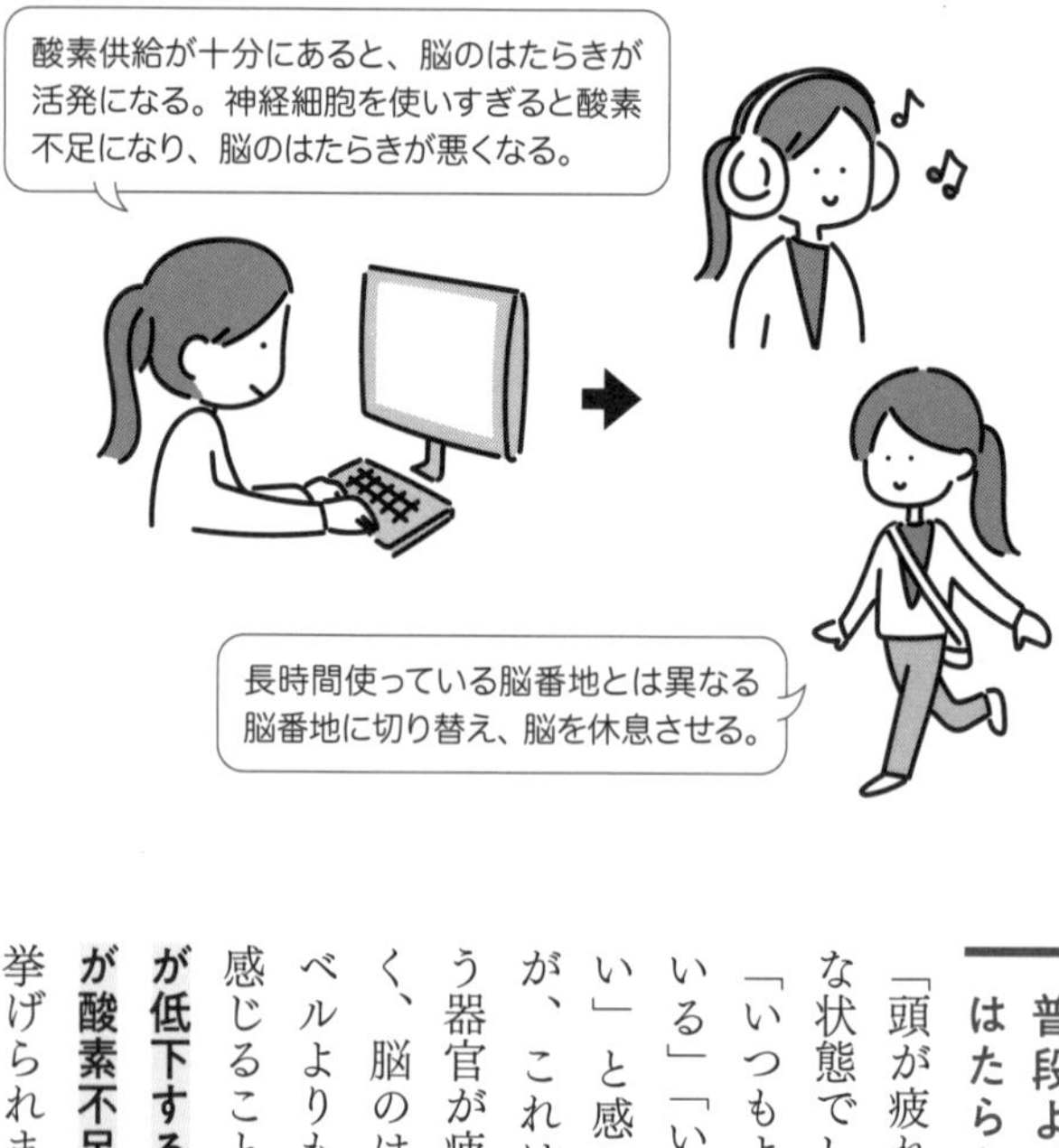
酸素供給が十分にあると、脳のはたらきが活発になる。神経細胞を使いすぎると酸素不足になり、脳のはたらきが悪くなる。
長時間使っている脳番地とは異なる脳番地に切り替え、脳を休息させる。

普段よりも脳のはたらきが低下している

「頭が疲れた」とは、どのような状態でしょうか？「いつもより判断力が低下している」「いつもより思い出せない」と感じることがありますが、これは実際に頭（脳）という器官が疲れているわけではなく、脳のはたらきがピークのレベルよりも低下しているために感じることです。**脳のはたらきが低下する主な理由として、脳が酸素不足の状態にあること**が挙げられます。

■血液循環改善方法の例

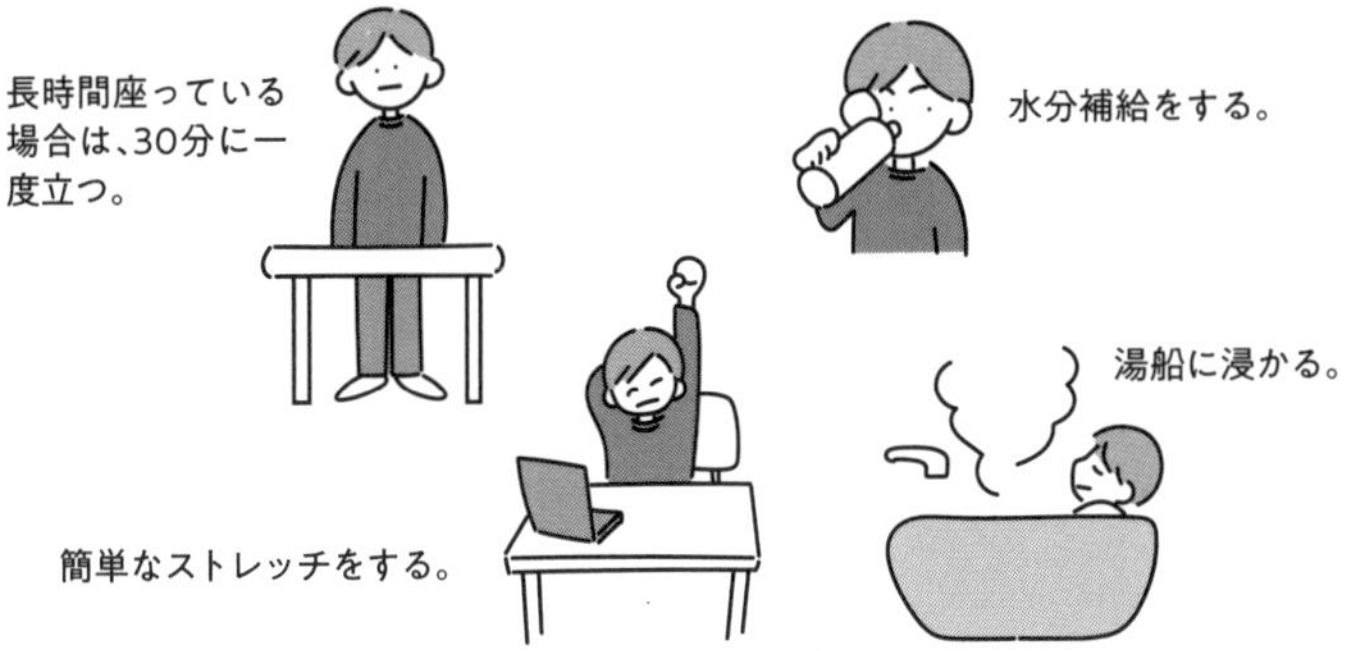
長時間座っている場合は、30分に一度立つ。
水分補給をする。
湯船に浸かる。
簡単なストレッチをする。

脳の血管は、ブドウの房のような神経細胞の集まりに沿って伸びており、そこから酸素が供給されます。神経細胞を使いすぎると酸素消費量が多くなり、酸素不足で脳が十分にはたらかなくなります。私たちは、その状態を「頭が疲れた」と表現しているのです。

　そのため、頭が疲れたからといって、思考などをやめるだけでは十分ではありません。**脳の酸素供給を十分にするために、全身の血液循環をよくすることが重要**です。長時間座ったまま同じ体勢でいると、血液循環が滞りがちになるため、30分に一度立って足を動かすことなどがよいといわれています。定期的な水分補給や簡単なストレッチも効果的です。一日の終わりには湯船に浸かることで副交感神経が優位になり、血行が促進されます。

　また、同じ脳番地を長時間使って疲れを感じたら、一度、別の脳番地を使って切り替えることが大切です。

　長時間パソコンのモニタに向かっているときは、音楽を聞いて聴覚系脳番地を使ったり、散歩して運動系脳番地を使ったり、意識的に別の脳番地を使った休息をしてみましょう。

お酒を飲んだときや二日酔いのとき、脳では何が起きていますか？

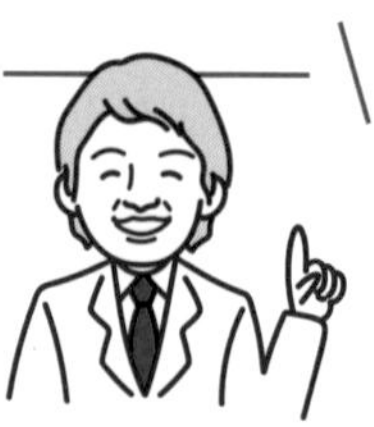

お答えしましょう！

アルコールによって、短期記憶の保持能力や思考系脳番地などのはたらきが落ちています。

■アルコールによる脳や身体のはたらきの変化

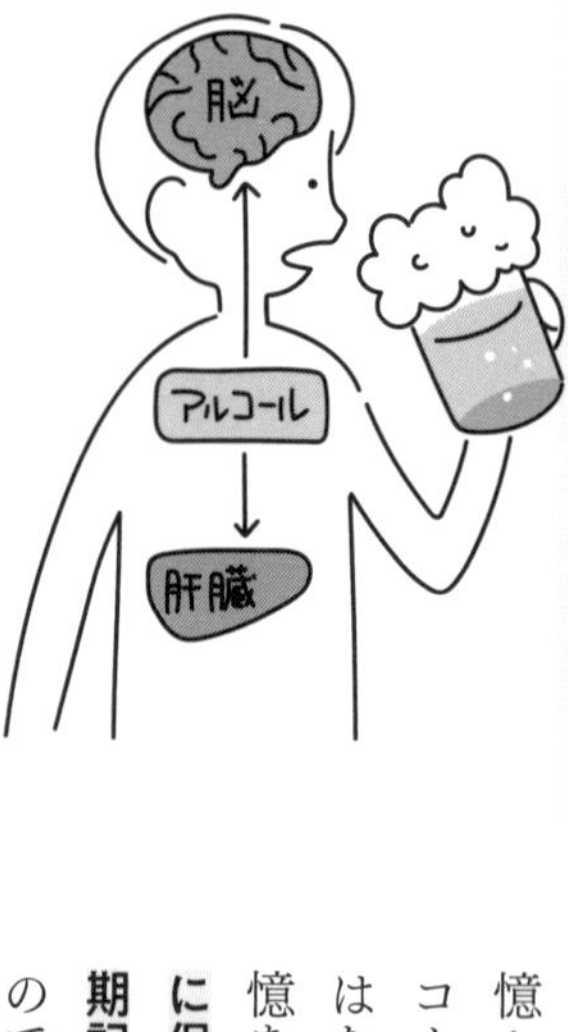

●海馬のはたらきが悪くなる
➡短期記憶を保持できず、長期記憶に移行できないため、次の日に記憶がない。

●前頭葉のはたらきが悪くなる
➡前頭葉にある思考系脳番地のはたらきが悪くなることで、言動の抑制が緩和され、いつもより喋ったり騒いだりする。

●肝臓のはたらきが悪くなる
➡アルコール分解や血糖値を調節するはたらきが悪くなることから、悪酔いや頭痛を引き起こし、低血糖状態になって頭が回らないことも。

POINT
海馬のはたらきが落ちて短期記憶ができなくなる

アルコールで脳のはたらきが落ちる

アルコールには海馬や前頭葉のはたらきを落とす作用があります。例えば、二日酔いの朝、前日のことを思い出せなかったことはありませんか？ 通常、海馬はその場の出来事を短期記憶として保持しますが、アルコールを摂取していると、そのはたらきが落ちてしまい短期記憶を保持できません。**短期記憶に保持されていない出来事は長期記憶に移行されることもない**ので、朝起きたときに何も覚え

■ 飲酒と低血糖状態

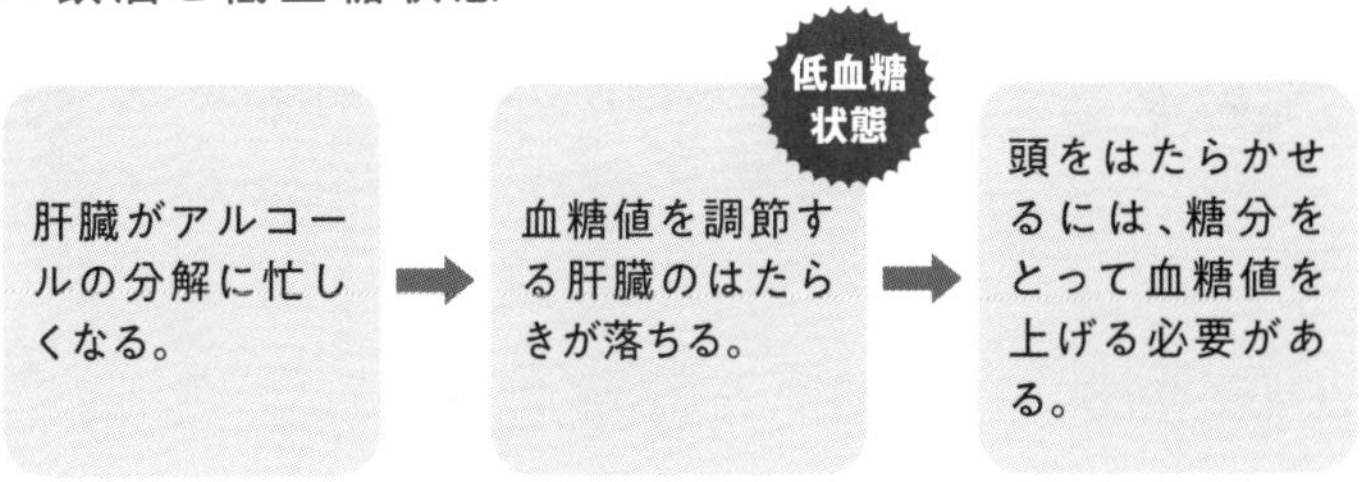
肝臓がアルコールの分解に忙しくなる。
血糖値を調節する肝臓のはたらきが落ちる。
低血糖状態
頭をはたらかせるには、糖分をとって血糖値を上げる必要がある。

ていないのです。

また、酒の席において、普段は静かな人が別人のように喋り出して驚いたことがある人も多いでしょう。普段は、前頭葉にある思考系脳番地が中心となって言動や態度に抑制をかけています。しかし、アルコールの影響で前頭葉のはたらきが落ちて**思考系脳番地による抑制がきかなくなり、いきなり喋り出したりするようになる**のです。

ただし、脳のはたらきには個人差があります。感情系脳番地がよくはたらくことで記憶系脳番地もはたらき、短期記憶から長期記憶へ移行させることもあり、そうすると次の日も記憶が残りますし、抑制が取れたときの行動も千差万別なのです。

ちなみに二日酔いになると、残っているアルコールの影響でめまいや頭痛が起こります。**肝臓はアルコールを分解するはたらきだけでなく血糖値を調節するはたらきも兼ねていますが、アルコールを大量に摂取するとその分解に忙しくなって、血糖値を調節するはたらきが落ちる**ことがあります。こうして低血糖状態になると、頭が回らなくなることもあります。頭をはたらかせるには、糖分をとって血糖値を上げる必要があります。

現象と脳の関係

6

タバコやお酒、甘味、カフェインなどの中毒性は、なぜ生じるのですか？

POINT

ドーパミンに脳の報酬系が刺激されて依存へ

脳が同じ刺激を求めてはたらく

成功体験を経験すると、脳内の神経回路で快感を覚えます。脳にはそれと同じ快感を再現しようとする習性があるため、中毒性が生じるのです。

タバコを吸うと、肺から取り込まれたニコチンが脳内のニコチン受容体と結合し、「脳内報酬系」が刺激され、ドーパミンなど複数の神経伝達物質（46ページ）が放出されます。これにより、報酬系が活性化して快感を覚えると、それを再現するためにまたタバコが吸いたくなるという中毒性が生じます。

タバコのほかにも、お酒や甘味、カフェイン、ギャンブルへの依存も、同じようなメカニズムで報酬系が活性化されることにより、起こります。

また、同じ刺激を求める脳のしくみは、報酬系への作用とは別の要因もあります。

脳には新しくできた回路を使おうとする習性があり、新しい回路を使おうとはたらきます。つまり、タバコを吸って刺激される回路ができあがると、脳がその回路を使おうとして再びタバコを吸いたくなってしまうのです。加えて、ニコチンの作用が消えると、渇望やイライラするといった禁断症状が出現し、再びタバコを吸うと報酬系が刺激されて症状が治まります。このことからもニコチン（タバコ）依存症のループに陥ってしまうのです。

依存症ではありませんが、普段の生活においても脳は同じ刺激を求めてはたらくことがあります。例えば、いつもの電車に乗れなかった日は、時間に間に

お答えしましょう！

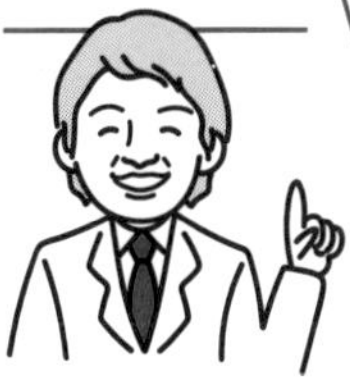

タバコやお酒によって快感を得られる回路ができあがると、それを使いたくなってしまいます。

■ タバコ依存のメカニズム

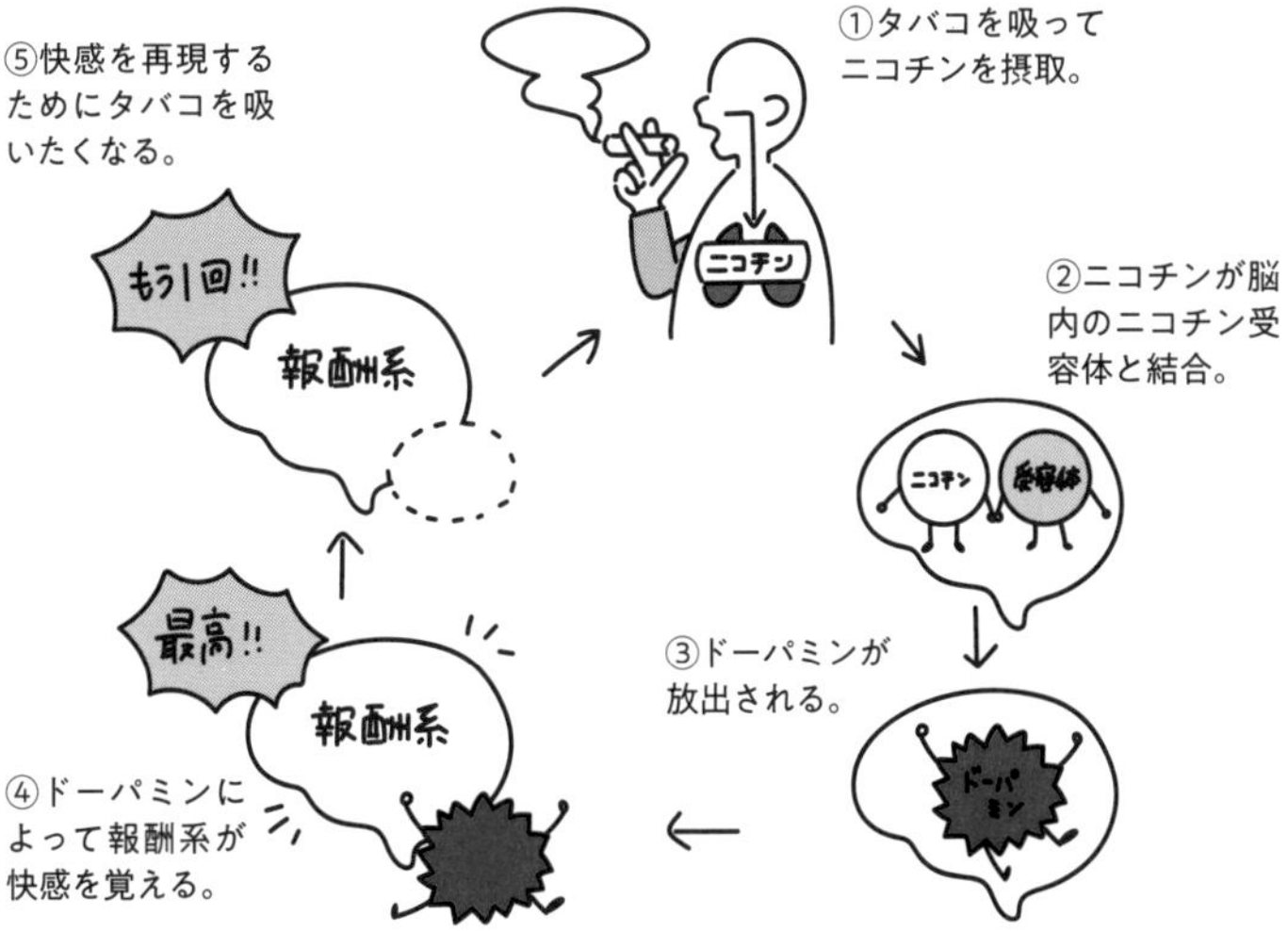
①タバコを吸ってニコチンを摂取。
ニコチン
②ニコチンが脳内のニコチン受容体と結合。
ニコチン
受容体
③ドーパミンが放出される。
ドーパミン
最高!!
報酬系
④ドーパミンによって報酬系が快感を覚える。
もう1回!!
報酬系
⑤快感を再現するためにタバコを吸いたくなる。

合うとしてもどこか落ち着かないといったことがあるでしょう。これは、「日々のルーティンをこなす」といういつもの脳回路を使えず、安心感を感じられないために落ち着かないと感じているわけです。

KEYWORD

脳内報酬系……食行動や性行動などの本能的行動を快感として感じる脳内の部位で、種の保存のための神経系。快感を追求する神経回路が強くはたらくと、快感を生む物事に依存してしまう。

現象と脳の関係

7

ネガティブな思考に陥っているとき、脳では何が起きていますか？

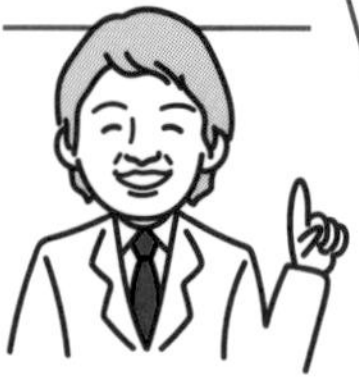

お答えしましょう！

脳が覚醒しておらず、脳全体のはたらきが落ちている状態です。

■ 脳のはたらきと感情の関係

脳のはたらき全般が悪いと、ネガティブな感情が生まれやすい。

脳のはたらきが活発でよい結果が出せていると、ネガティブな感情が生まれにくい。

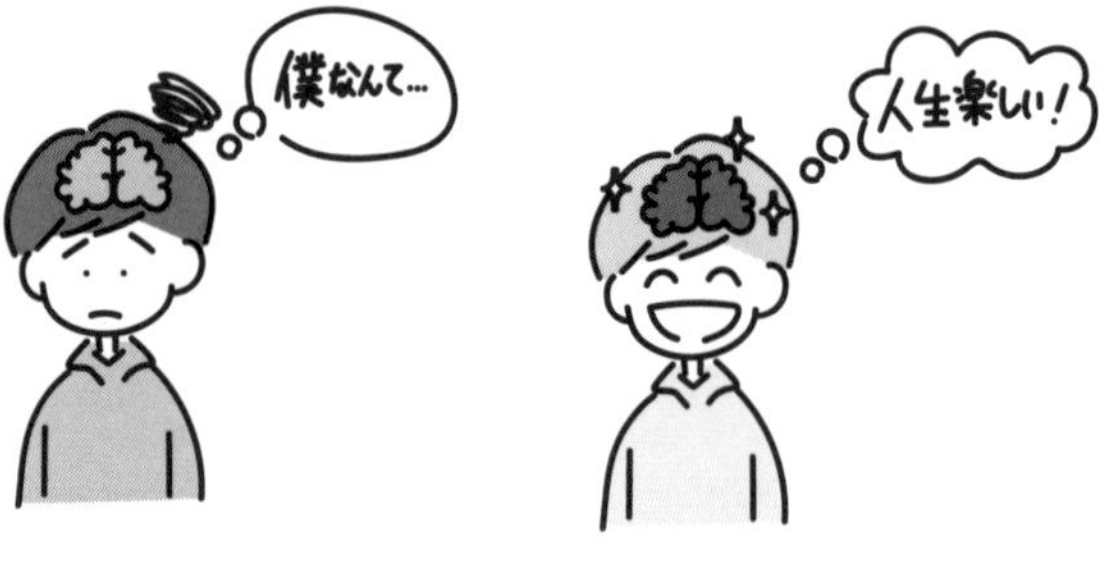

脳は周りの環境に左右されやすい

「生きている意味がない……」

「何もかもうまくいかない……」

といったネガティブな思考に陥っているときには、脳のはたらき全般が悪くなってしまっています。この場合の「はたらきが悪くなる」というのは、先述のように脳への酸素供給が不足したり（60ページ参照）、交感神経が高まって情報が統合できなくなったり（58ページ参照）しているわけではなく、脳のはたらき全般が平均より落ちてしまって

POINT

ネガティブになるときは脳のはたらきが落ちている

■脳の覚醒と感情の関係

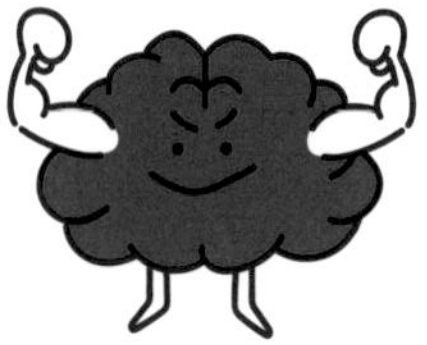

- 脳が十分にはたらいてよい結果が出せているとき
- 楽しいことをしているとき
- 十分な睡眠や運動で脳がよくはたらいているとき

↓

脳が覚醒して、ネガティブな気持ちが生まれにくくなる！

いる状態です。

脳が十分にはたらいてよい結果が出せているとき、楽しいことをしていて脳が覚醒しているときなどには、ネガティブな気持ちは生まれにくくなります。

脳は、特に身近な人や職場など、人間関係や周囲の環境から影響を受けやすいです。親子関係がよくない家庭や、ネガティブな発言をする人が近くにいる環境では、特定の脳番地ではなく脳のはたらき全般が落ちて、ネガティブな思考に囚われてしまいます。逆に、ポジティブな友人との会話や明るい雰囲気の職場など、自分の脳にとってよい環境で過ごすことで脳がよくはたらき、ネガティブな思考から抜け出すことができます。

また、日々の生活を見直すことも重要です。脳が覚醒して十分にはたらいていれば、ネガティブ思考に陥ることはありません。しかし、普段から睡眠や運動が不足していると、慢性的に脳のはたらきが悪くなります。すると、常時ネガティブな思考に陥りやすくなります。翻っていえば、**日ごろから十分な睡眠を取って運動すること。これだけでネガティブな思考から抜け出すことができる**のです。

現象と脳の関係

8

プラシーボ効果が起きるのはなぜですか？

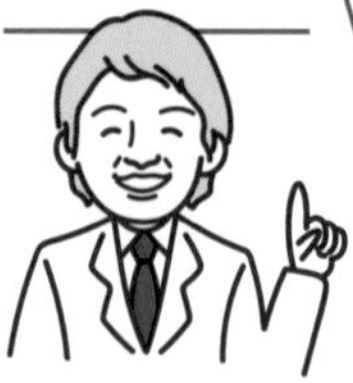

お答えしましょう！

症状を治すしくみが脳の思い込みによってつくられるからです。

■ プラシーボ効果のしくみ

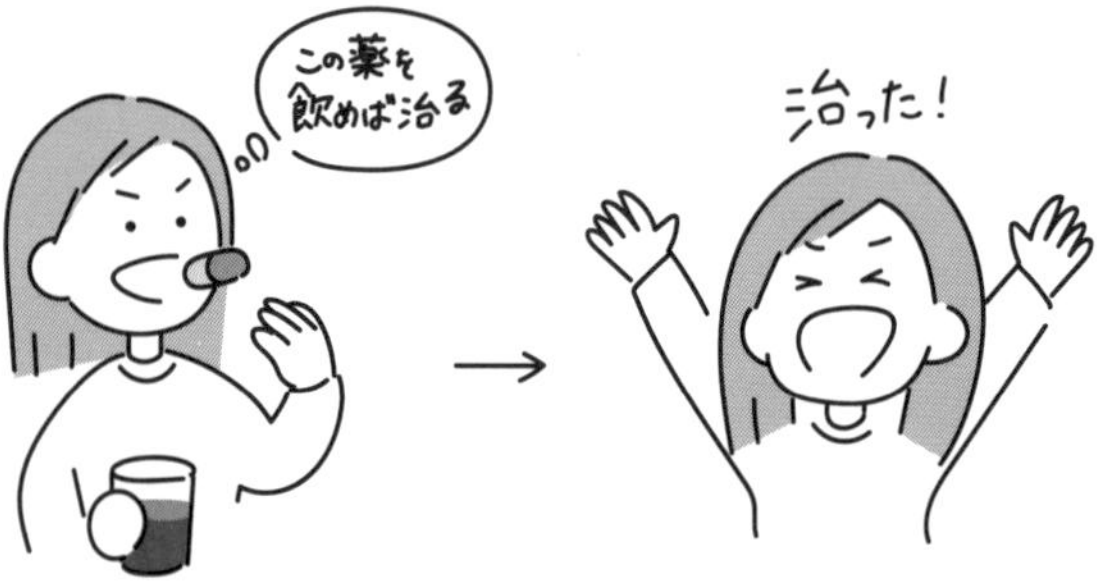

有効成分が含まれていない薬剤（プラシーボ）でも、効果を信じて飲むことで効果を得られることがある。

実際に効果がなくても、脳で症状を治すしくみをつくり出してしまう。

脳には自然治癒力を高めるしくみがある

プラシーボ効果とは、有効成分が含まれていない薬剤「プラシーボ（偽薬）」により、症状が改善する現象です。**「これを使えば症状が治る」**と信じると、**実際には効果がなくても、脳で症状を治すしくみをつくり出してしまう**と考えられています。

プラシーボ効果の発現は、薬を飲む人の心理状態に左右されます。薬の効果を強く信頼すると、効果を得られることがあります。

POINT

脳の思い込みによって症状を治すしくみがつくられる

■ノーシーボ効果のしくみ

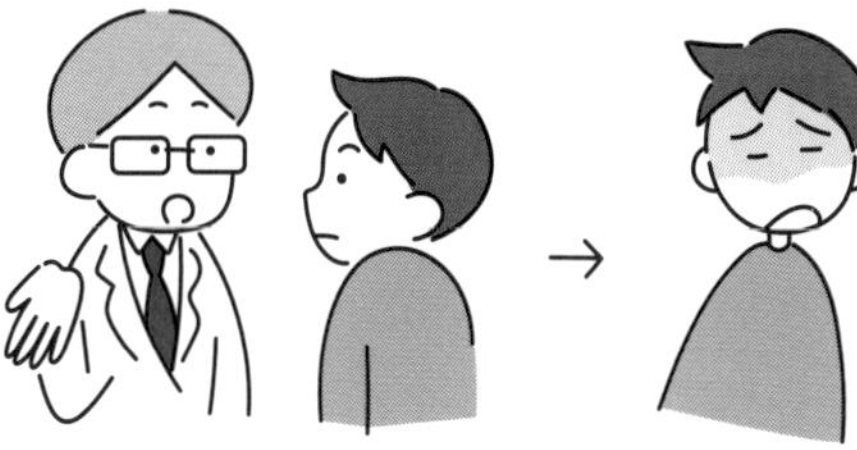

有効成分が含まれていない薬剤（プラシーボ）でも、医師から副作用の説明を受けてそれを信じると、実際に副作用と同じ症状が発生することがある。

逆に、医師から副作用について説明を受けることで、プラシーボでも副作用と同じ症状が発生する現象を「ノーシーボ効果」と呼んでいます。これらの現象から、脳には思い込みを実現するメカニズムを生成する能力があると考えられています。

　おまじないや験担《げんかつ》ぎを強く信じることや、毎日自分に「絶対成功する」といい聞かせることでも、プラシーボ効果に似た状態となることがあります。

　自分に対して何かをいい聞かせたり、念じたりする際、その情報は最初は脳の短期記憶に留まりますが、何度も繰り返して考えることで、その情報は長期記憶に移行します。**長期記憶に定着すると、脳は無意識に成功に向けてよいはたらきをする**ようになります。

KEYWORD

自然治癒力……人間や動物が持っている、薬や治療に頼らなくてもけがや病気を治す力。傷や炎症を治す再生機能と、ウイルスや細菌と闘う免疫機能がある。

理系タイプと文系タイプでは、脳の使い方に違いはあるのですか？

POINT
処理する物事によって処理する場所が違う

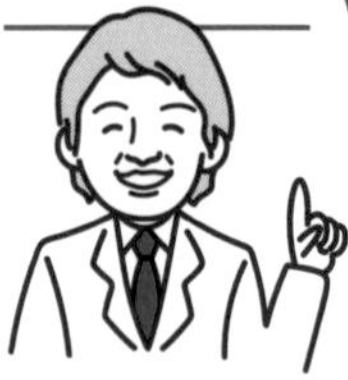

＼ お答えしましょう！ ／

理系か文系によって、脳の使い方に大きな違いはありません。

■ 右脳と左脳の役割

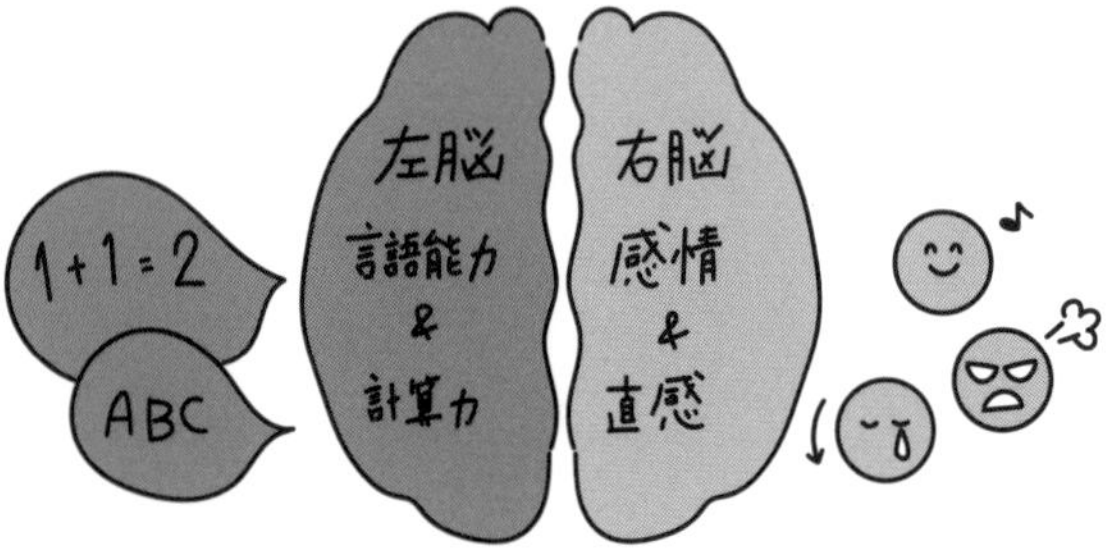

左脳と右脳にはそれぞれ役割があり、左脳は言語能力や計算力、右脳は感情や直感を司っている。基礎能力は左脳を、基礎能力を使って応用・分析をする際には左脳と右脳の両方を使うため、文理による使い分けはあまりない。

左脳と右脳で得意な領域が違う

理系タイプの人はデータを駆使し、論理的に結論を導き、文系タイプの人は物事の背景を読み取って論理だけでは到達できない結論を導く、というイメージを持つ人も多いと思います。しかし、理系でも言葉を用いますし、文系でもデータを用いることがあります。理系・文系により脳の使い方に違いはあるのでしょうか。

左脳派、右脳派という表現があるように、左脳と右脳はそれ

■脳の使い分けの例

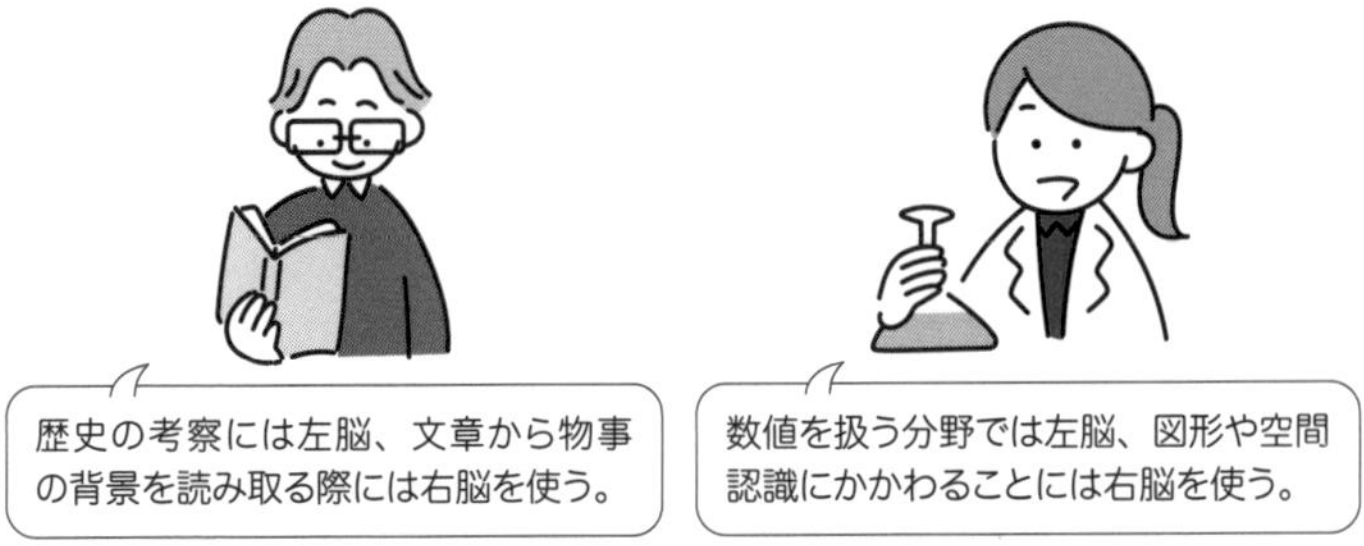
歴史の考察には左脳、文章から物事の背景を読み取る際には右脳を使う。
数値を扱う分野では左脳、図形や空間認識にかかわることには右脳を使う。

➡ **脳の使い方を文系・理系で分類するのは難しい。**

ぞれ担う役割が異なります。**理系・文系の得意・不得意は左脳と右脳の発達によって分けることができると考えられていますが、実際は完全に分けることはできません。**

左脳は言語能力と計算力を司っているので、基礎能力の時点では、理系・文系ともに左脳を活用することが求められます。右脳では非言語のイメージや直感を司っています。理系でも文系でも、基礎能力を使ってさまざまな情報を統合・分析する能力が求められるため、左脳・右脳の両方を使うようになります。

また、左脳・右脳のみの分類ではなく、さまざまな脳番地が相互に影響し合います。

例えば文系といっても、文学の歴史を学んだり、考察したりする研究の際には左脳を多く使い、文章から感情や物事の背景を読み取る際には右脳の感情系脳番地を使います。理系では計算等の数値を扱う分野では左脳、図形や空間認識にかかわることには右脳を使います。

これらは傾向であり、人によって物事を処理するときの脳の使い方は違うため、脳の分担として完全に理系・文系を分けることは難しいのです。

現象と脳の関係

10 地図を読むのが得意な人と苦手な人では何が違うのですか？

脳の発達している部分が異なる

地図が読める・読めない（方向音痴）という現象には、いくつかのメカニズムがあります。

地図を読むのが得意な人のなかには、地図を頭のなかで再現できる人や地図に従って場所や道順を記憶できる人がいます。方向音痴にも街並みが記憶できない、方向が区別できないなど、さまざまなパターンがあるのです。つまり、一見同じように**方向音痴でも、脳のなかの未発達な部分が異なる**可能性があります。

地図を見ながら現在地から目的地まで行くのが難しいという人は、視覚系脳番地が弱く、視覚から入った地図情報の処理が苦手です。

地図を読むことはできても目的地に辿り着くのが難しい人は、見えないものを頭のなかにイメージする「空間認知能力」が弱い可能性があります。地図が読めても、いざ向かおうとなったときに頭のなかで地図を再現できないため、方向がわからなくなってしまうのです。

地図が読めて、目的地に辿り着くことはできても、一度通った道の記憶ができずに毎回地図を見てしまう人は、記憶系脳番地が弱く、目印や方向が覚えられていないかもしれません。

また、聴覚系脳番地が弱い人は、人から聞いた道順が覚えられないことが多いです。

このように、「地図を読むのが苦手」な理由には多くの可能性が考えられます。地図を読むのが苦手な人は、自分がどのタイプか考え、地図の読み方を変えてみるとよいでしょう。

POINT

自分の脳番地の得意・不得意により地図の読み方が違う

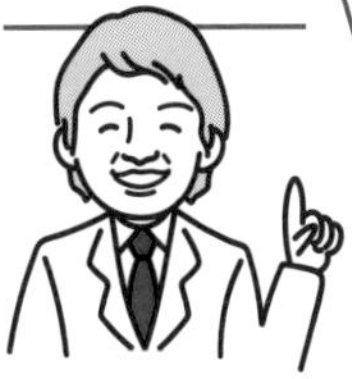

お答えしましょう!

脳の未発達な脳番地が異なり、地図を読むのが苦手な人にも複数のパターンがあります。

■ 地図を読むのが苦手な人のパターン

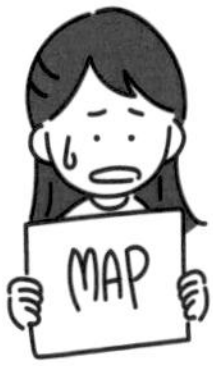
MAP

パターン1

- 地図がまったく読めない人
- 視覚系脳番地が弱く、視覚から入った地図情報の処理が苦手

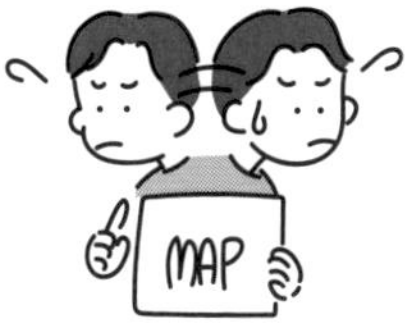
MAP

パターン2

- 地図は読めても目的地に辿り着けない人
- 空間認知能力が弱く、頭のなかで地図を再現できないため、方向がわからなくなる

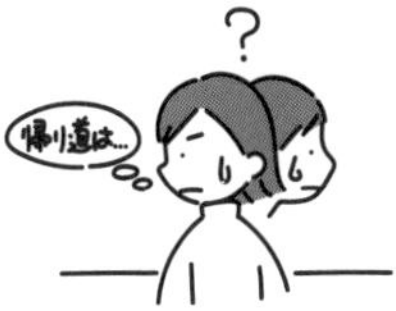
?
帰り道は…

パターン3

- 来た道を戻れない人
- 記憶系脳番地が弱く、一度通った道を記憶できない

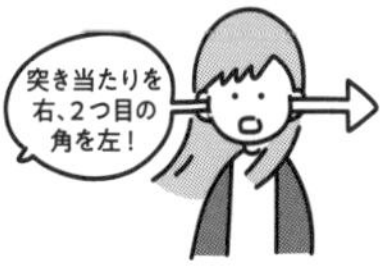
突き当たりを右、2つ目の角を左!

パターン4

- 人から聞いた道順を覚えられない人
- 聴覚系脳番地が弱く、話が頭に残らない

KEYWORD

空間認知能力 …… 物体のある場所や向き、大きさや形、位置関係を正確に認知する能力。

現象と脳の関係
11

物事や他人を「好き」になるときと「嫌い」になるときには、何が起きていますか？

POINT

脳のはたらきが好き・嫌いを司っている

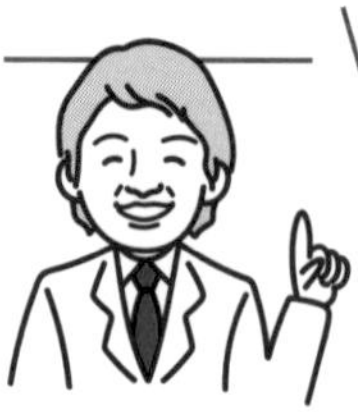

お答えしましょう！

脳がよくはたらくものを「好き」、うまくはたらかないものを「嫌い」と捉えています。

■「好き」と「嫌い」の脳のはたらきの違い

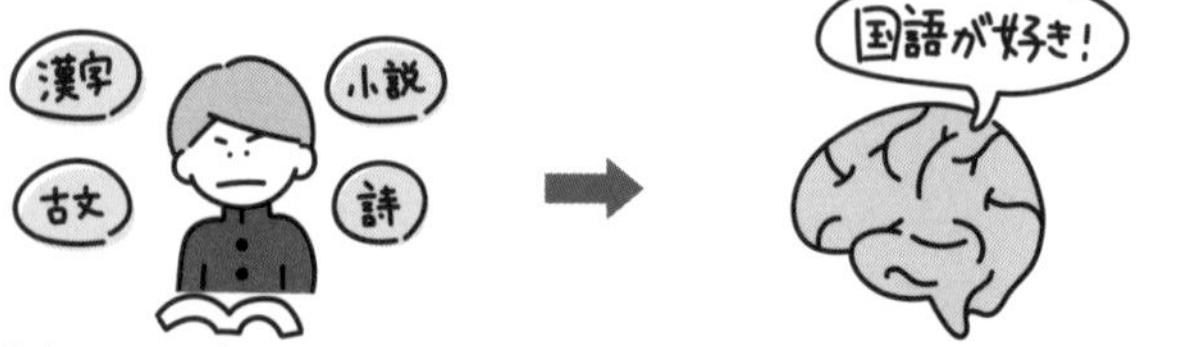

物事について考えているとき、脳がよくはたらいている。

その物事が「好き」という感情が生まれる。

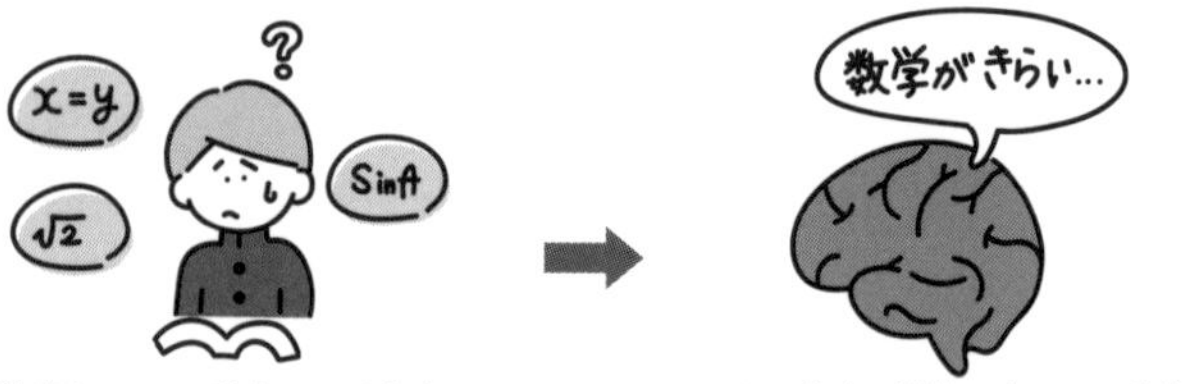

物事について考えているとき、脳がうまくはたらかない。

その物事が「嫌い」という感情が生まれる。

脳がはたらくものは好き はたらかないものは嫌い

物事や人への好き・嫌いという感情は、その物事について考えているとき、またはその人と一緒にいるときの脳のはたらき方によって決まります。

ある物事に対して脳がよくはたらくものを「好き」、逆にうまくはたらかないものを「嫌い」と脳は捉えます。例えば、脳がはたらく好きな教科はテストの点数が高くなりますが、脳がはたらかない嫌いな教科は点数が低くなります。

■友情と恋愛の「好き」の脳のはたらきの違い

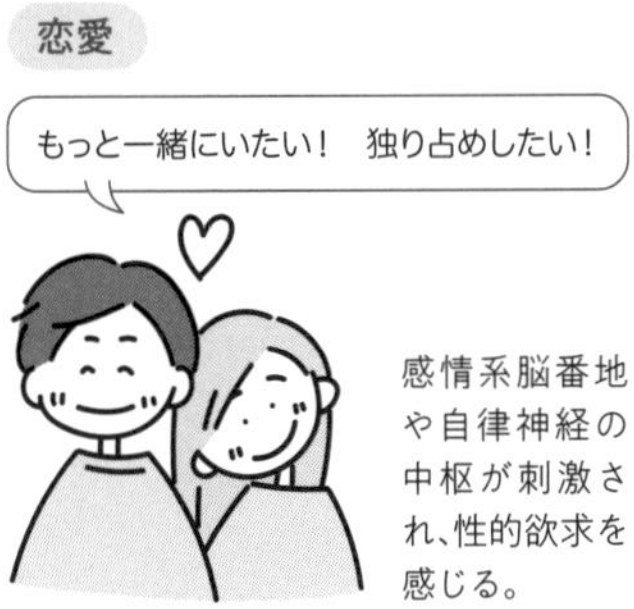
恋愛
もっと一緒にいたい！　独り占めしたい！
感情系脳番地や自律神経の中枢が刺激され、性的欲求を感じる。

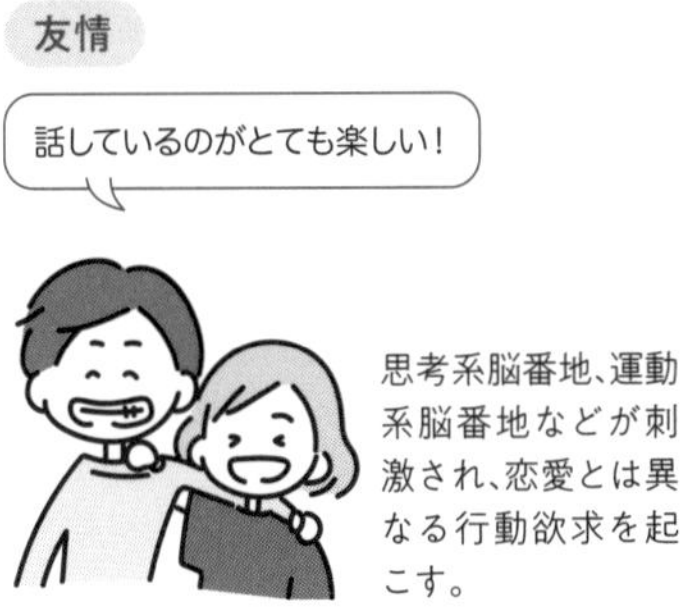
友情
話しているのがとても楽しい！
思考系脳番地、運動系脳番地などが刺激され、恋愛とは異なる行動欲求を起こす。

対象が人間でも同じです。相手のことを考えたり、一緒にいる時間が長かったりして脳がはたらくと「好き」と捉えます。反対に、過去に叱られたりいじめられたりして苦い思い出がある人に対しては脳がはたらかなくなり、「嫌い」と捉えます。

好き・嫌いは感情系脳番地が判断している曖昧な基準なので、意識的にコントロールすることはできません。しかし、**思考系脳番地を通じて、好き・嫌いの理由を分析し、客観的に捉えることで、苦手な物事や人に対しても冷静に対応できる**ようになります。

また、「好き」という感情のなかでも、友情と恋愛の違いには、性的欲求が含まれているかどうかがあります。手をつなぎたい、キスをしたいといった性的欲求は、感情系脳番地や自律神経の中枢が刺激されて活性化することで起こります。

友だちとして好きな相手には性的欲求は起こらず、別の脳番地が刺激されていると考えられています。友情は、モチベーションを生み出す思考系脳番地を刺激しやすく、運動系脳番地なども刺激され、恋愛とはまったく違った行動欲求を起こします。

恋で周りが見えなくなるのはなぜですか？

POINT
恋に夢中になるメカニズムが備わっている

記憶系脳番地が過集中状態になる

「恋わずらい」という言葉がありますが、「恋の作業記憶（ワーキングメモリ）によってほかのことが考えられなくなる」と捉えると、わかりやすいでしょう。何かに夢中になることは記憶系脳番地のはたらきがかかわっており、**「作業記憶」で好きな相手のことを四六時中考えることで、脳のなかで親密性が上がります。**さらに、記憶系脳番地と理解系脳番地で繰り返し相手のことを考えると、短期記憶から長期記憶へ移行するはたらきが活性化します。

また、感情系脳番地と理解系脳番地が発達していない人は、恋に夢中になりやすいです。**感情系脳番地が弱いと他人の影響を受けやすく、理解系脳番地が弱いと相手との親密性や距離感を正しく理解できません。**この2つが作用して、どんどん相手にのめりこんでしまうというわけです。2つのはたらきに加えて報酬系が刺激されると、依存状態が起こります。恋愛によって感情系脳番地が活性化し、ドーパミンなどの神経伝達物質で報酬系が刺激されると、恋愛に依存する回路ができあがってしまうのです。

加えて、**脳は考える物事がひとつしかないと、それに集中する性質があります。**好きな人のことを考え続けていると、その人の記憶に対して過集中状態になります。すると、ほかのことが考えられなくなり、依存につながることも。相手への依存から抜け出したいなら、新しいことを始めるなど、ほかに考えることをつくりましょう。

お答えしましょう!

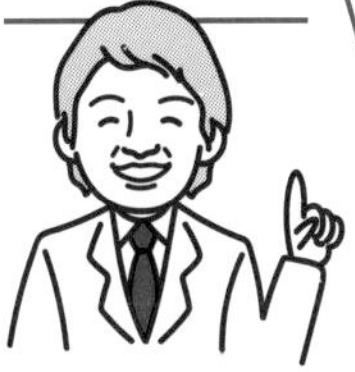

相手のことを考え続けると、脳のなかで親密性が上がるためです。

■ 恋に夢中になるメカニズム

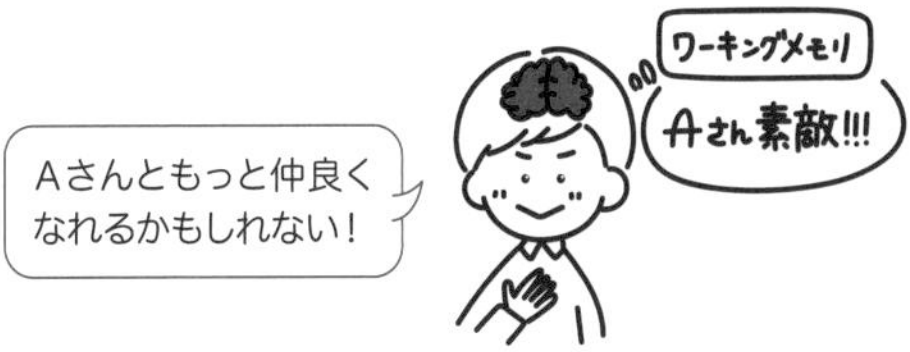
ワーキングメモリ
Aさん素敵!!!
Aさんともっと仲良くなれるかもしれない!

作業記憶で好きな相手のことを考えると、脳のなかで親密性が上がる。

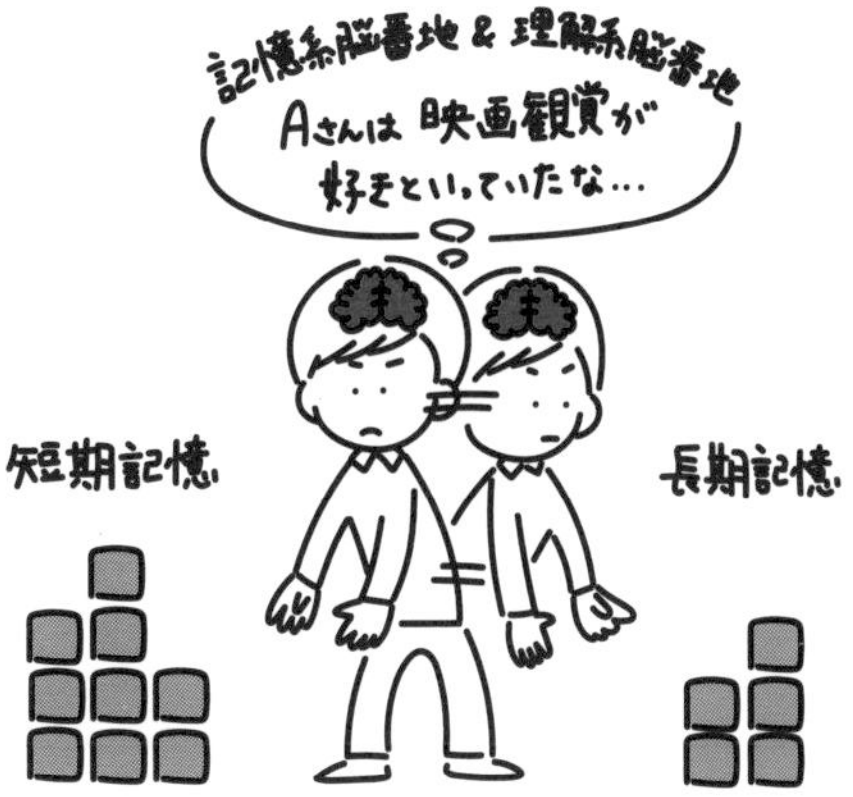
記憶系脳番地 & 理解系脳番地
Aさんは映画観賞が好きといっていたな…
短期記憶
長期記憶

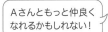

記憶系脳番地と理解系脳番地で繰り返し相手のことを考えることで、短期記憶から長期記憶へ移行するはたらきが活発になり、相手のことを素早く覚えられる。

KEYWORD

作業記憶（ワーキングメモリ）…… 得た情報を一時的に記憶・処理する能力。短期記憶と似ているが、作業記憶では短期記憶をもとに多様な認知機能を実行する。

現象と脳の関係

13

「トラウマ」はどうして起きるのですか？

POINT

言語化によって記憶が強化される

ネガティブな記憶は強化されやすい

強い衝撃を受けるショックな出来事があったとき、その場では瞬時に言語化することができませんが、時間が経つと、そのときの記憶を言語化できるようになります。さらに、長期記憶に保存されていなかった出来事も、後になって思い出したり言語化されたりすることにより、記憶の結びつきが強くなり、長期記憶へ移行していきます。また、「トラウマ」(心外外傷)は記憶系脳番地以外にも、伝達系脳番地や思考系脳番地、理解系脳番地も関係しています。

幼いころに迷子になって交通事故に遭いそうになった場合、当時は強い不安や衝撃をうまく言語化できないこともあるでしょう。しかし、成長とともに事の重大さを認識してネガティブな感情が大きくなると、1人で道を歩くのが怖くなってしまうなど、**自身のトラウマとなる**のです。

ほかにも、自然災害や事故など、大きなショックを感じた体験がトラウマとして残る可能性もあるでしょう。

トラウマを思い出させるフラッシュバック

トラウマ体験を受けた後、思い出したくないのにトラウマ体験に関する記憶や情景が意図せず思い出されることを「フラッシュバック」といいます。トラウマ体験で受けたインパクトが大きかったり、否定的な感情を強く感じたりした出来事ほど起こりやすいです。

フラッシュバックが起こるとき、脳内では**長期記憶に格納されている記憶が、トラウマ体験**

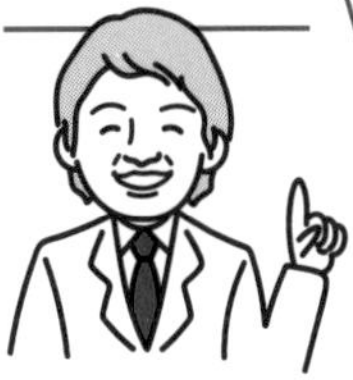

お答えしましょう！

起こった出来事へのネガティブな感情が大きくなることでトラウマになります。

■トラウマのメカニズム

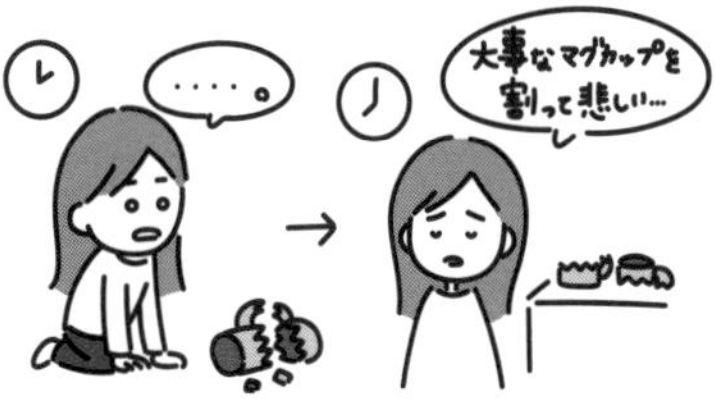

・・・・。
大事なマグカップを割って悲しい…

悲しい出来事が起こった瞬間は言語化できず、時間が経つと記憶を言語化できるようになってくる。言語化するとその記憶が強くなり、長期記憶にも残りやすい。

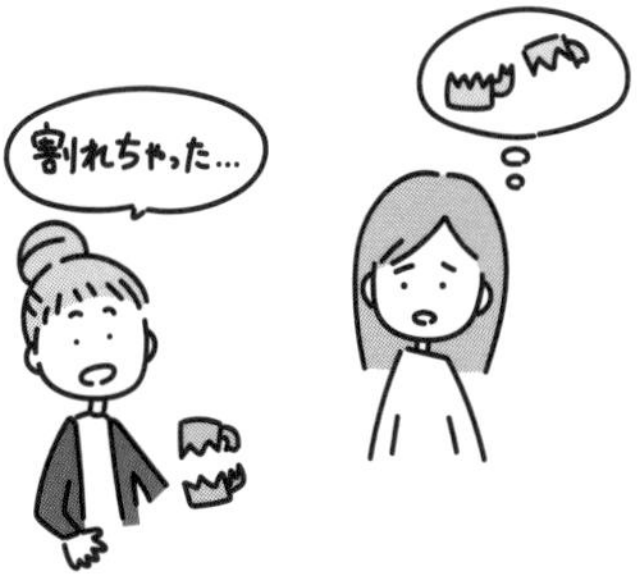

割れちゃった…

思い出したくない長期記憶を、何かが引き金になって思い出すことをフラッシュバックという。フラッシュバックを繰り返すと、記憶の強化だけでなく、感情や思考にも影響を与え、不安に陥ることも。

を象徴する出来事などを連想させる事柄が引き金となって再びよみがえり、当時の感覚や映像を鮮明に思い出すというプロセスをたどっています。

さらにフラッシュバックは単に記憶だけでなく、感情や思考にも影響を及ぼします。フラッシュバックが繰り返されることで、その出来事に関する不安や恐怖が再び心に迫り、二次障害を引き起こす恐れもあります。

「バイアス」はなぜ生まれるのですか？

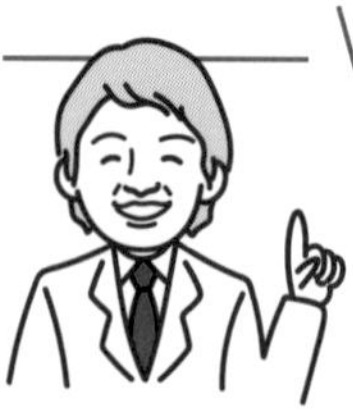

お答えしましょう！

自分の経験や過ごした環境、思い込みなどにより、脳が物事を判断するからです。

■ 認知バイアスがかかっている人の例

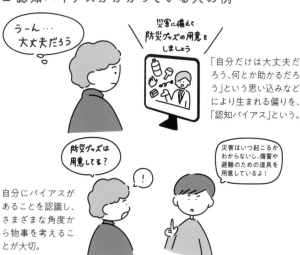

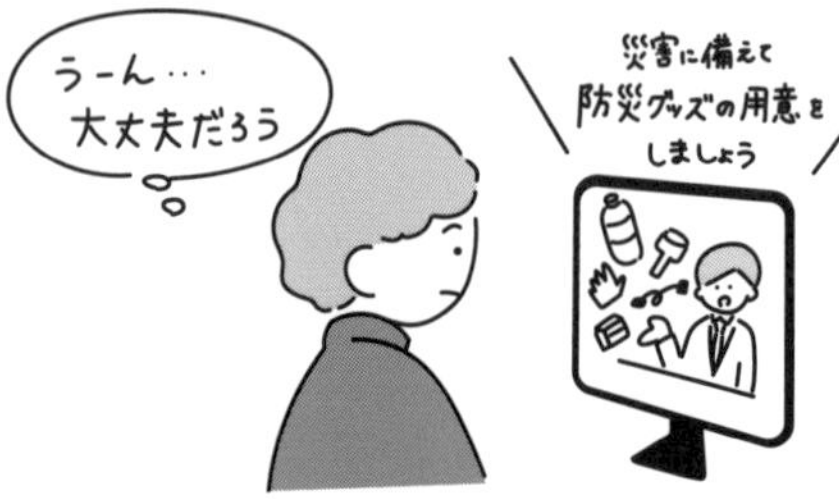
うーん…
大丈夫だろう
災害に備えて
防災グッズの用意を
しましょう

「自分だけは大丈夫だろう、何とか助かるだろう」という思い込みなどにより生まれる偏りを、「認知バイアス」という。

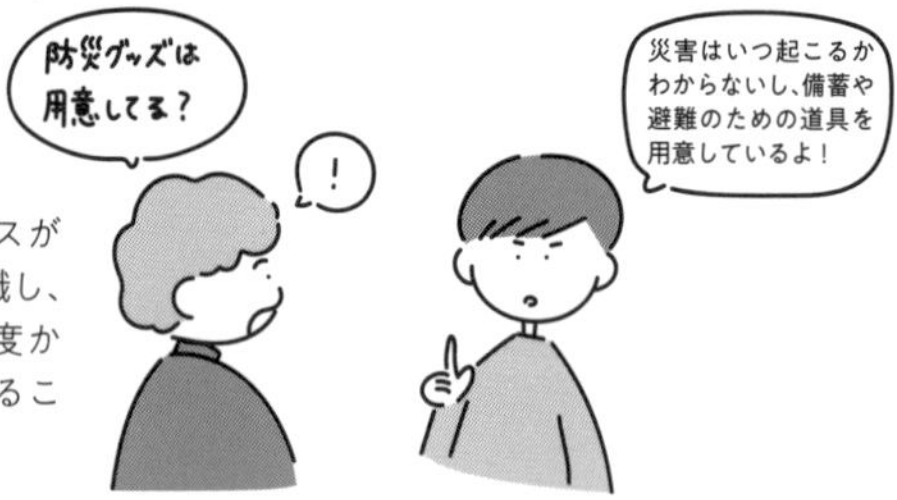
防災グッズは
用意してる？
!
災害はいつ起こるかわからないし、備蓄や避難のための道具を用意しているよ！

自分にバイアスがあることを認識し、さまざまな角度から物事を考えることが大切。

さまざまな情報を得てバイアスを防ぐ

物事の判断を行う際、人間は、これまで過ごしてきた環境や経験、知識にもとづいた判断をしています。この際に生まれる偏りを「バイアス」と呼びます。

バイアスのなかでも、**先入観や偏見などの思い込みによる認知の歪みのことを「認知バイアス」**といい、これは誰にでも起こるものです。認知バイアスのかからない判断をするには、物事を多角的に捉える必要があり

POINT

バイアスとは先入観や偏見のこと。常識や習慣に潜む

■バイアスを排除するためにできること

- ●違う角度から情報収集を行う
- ●状況や考えを文章化して、自分の先入観をあぶり出す
- ●人と意見交換をする
- ●自分の頭に浮かんだ意見と反対の意見を考える
- ●一般論や常識を疑う

ます。状況や考えを文章化することで、自分の先入観をあぶり出したり、あえて無関係な人（ただし、判断に必要な知識がある人）に意見を聞いてみたりすると有効でしょう。さらに、自分のバイアスに自ら気づくことも大切です。自分の頭に浮かんだ意見と反対の意見を考えることで、認知の歪みに気づく練習になります。

認知バイアスは、単なる個人の思考の歪みに限らず、社会においても複雑で大きな影響を与えます。近年は、研究者の書いた論文に対しても、書き手の研究資金源や発表内容へのバイアスを考慮し、ビッグデータを使ってシステマティックレビューが行われています。

また、報道やSNSから得る情報にも、制作者や発信者などの認知バイアスがかかっていることが多いです。こうした情報から認知バイアスを排除するには、違う角度からの情報収集や真逆な考えを持つ人との意見交換をしましょう。

加えて、脳は一般論や常識を信じやすく、バイアスを生みやすいと考えられています。物事をすべて疑ってみることも、バイアスに気づくためには有効です。

「メタ認知」とはどういう状態ですか？

POINT
自分を客観的に見てモニタリングする力

もう1人の自分を通じて自己モニタリングする

「メタ認知」とは、自分の記憶や経験として認知している物事を、もう1人の自分が客観的に認知してモニタリングしている状態のことをいいます。例えば、過去の創作物や仕事を見たり、思い出したりしたときに、「今ならもっとうまくやれる」と思うことがメタ認知です。今の自分が、過去の自分との対比によって「もう1人の自分」となり、分析しています。また、複数の教科のなかから習得力が足りていない教科を見つけるのも、メタ認知のひとつです。

メタ認知で自分を客観的に捉えられると、自分の行動の傾向をつかみ、冷静に対処することが可能になるでしょう。

メタ認知は、過去の記憶を通じて自分の脳のはたらきを正確に捉えることが必要なので、あらゆる脳番地がかかわる複雑なメカニズムで成立しています。似た概念に「自己認知」があり、自分の価値観や長所・短所を把握することを指します。メタ認知と同義語として使われることもありますが、自分をモニタリングすることに重きを置いていない点が異なります。ただし、いずれも自分の記憶や経験への認知が必要です。

メタ認知能力を高めるためには、自分に関することを日々、継続的にモニタリングする方法が有効です。特に、日記をつけたり、創作活動を続けたり、仕事の記録をつけたりと、日々の出来事を可視化する作業が効果的です。これにより、自分がどう成長しているかを客観的に認知することができます。

お答えしましょう!

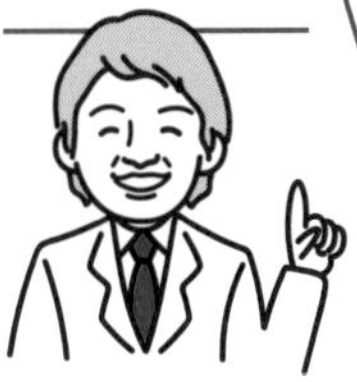

自分で自分を客観的に捉えることです。自分の言動を冷静に考えることができます。

■「メタ認知」とは

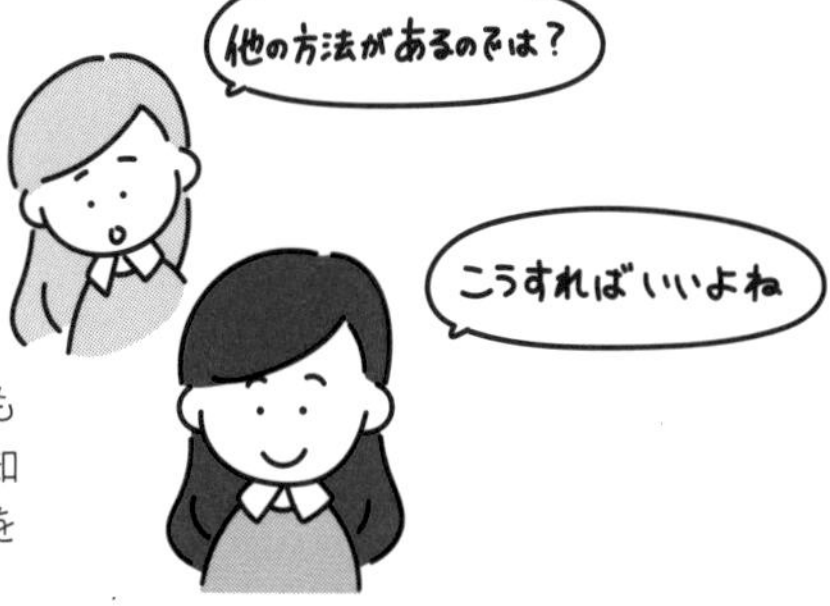
他の方法があるのでは?
こうすればいいよね

自分が認知している物事をもう1人の自分が客観的に認知し、モニタリングすることを「メタ認知」という。

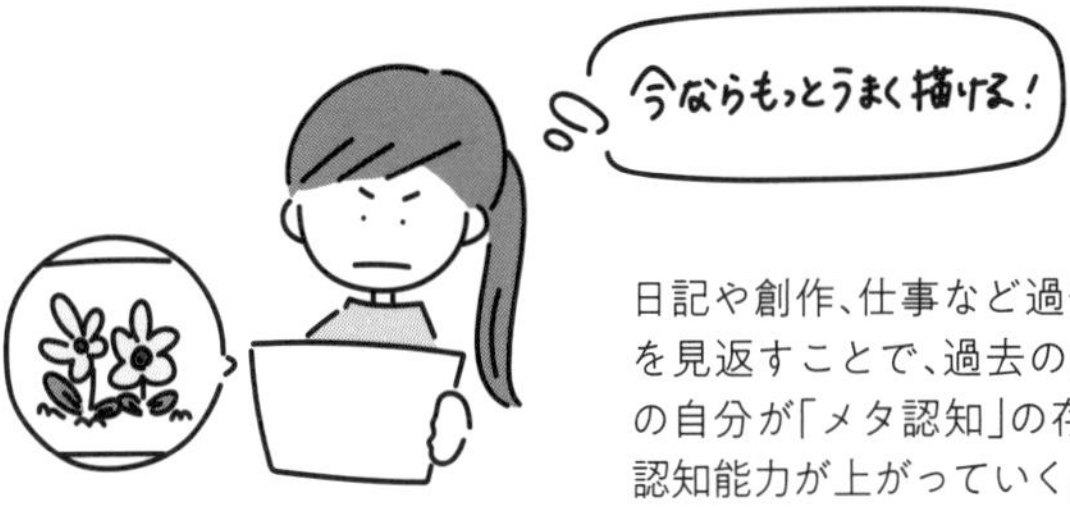
今ならもっとうまく描ける!

日記や創作、仕事など過去の自分の記録を見返すことで、過去の自分にとって今の自分が「メタ認知」の存在となり、メタ認知能力が上がっていく。

KEYWORD

自己認知 …… 自分の価値観や、長所や短所、性格といった、自分自身の内面について把握すること。

言語より、非言語のメッセージが印象深いのはなぜですか？

非言語で得た情報は言語化できる

人に何かを伝えるときは、ボディランゲージなど非言語のメッセージのほうが伝わりやすいといわれています。**言語で得られる情報量より、非言語のメッセージの情報量のほうが多い**ことがその理由です。

視覚系脳番地を使って非言語で得たメッセージはあとで言語化して解釈できますが、聴覚系脳番地で得た言語情報を映像にすることは難しいのです。例えば、過去にした相手との会話を一言一句覚えていなくても、その場の状況を覚えていれば「あのときこうだった」などと言葉にできます。しかし、会話を覚えていてもその状況を絵に描くのは難しいでしょう。

また、「初対面は第一印象が大事」というように、**対面で人と接するときの情報量はとても多い**のです。きちんとした服装をした人を見ると、言葉を交わさなくてもその印象が相手に伝わり、コミュニケーションに影響します。初対面だけでなく、状況に応じて服装や態度を変えることは、相手に伝える情報を調整するために有効です。

近年増えたオンライン会議では、カメラ越しになることで、視覚から得られる情報がかなり削られてしまいます。細かな表情がわかりにくいことから感情を分析することが難しく、コミュニケーションが滞ってしまうのです。この際は、削られてしまう視覚情報を補うように大きな身振りで話したり、表情を大袈裟にしたりすることで、コミュニケーションがスムーズになります。

POINT

非言語のメッセージで得られる情報量のほうが多い

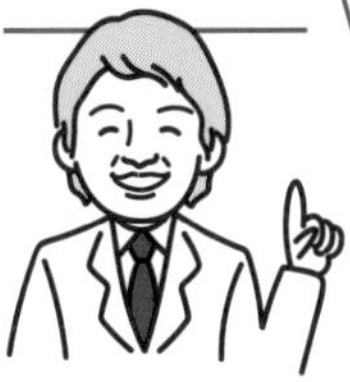

お答えしましょう!

耳で聞く情報より、目で見る情報のほうが、圧倒的に情報量が多いからです。

■ 言語と非言語メッセージの情報量の違い

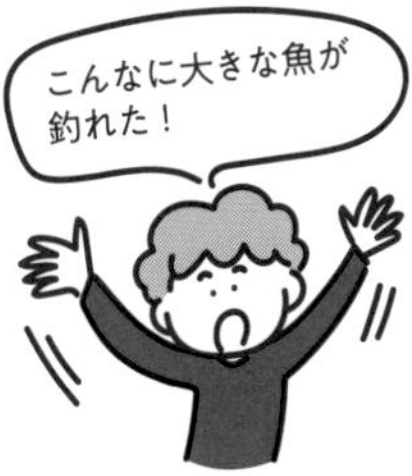

こんなに大きな魚が
釣れた!

身振りなどの非言語メッセージ → **記憶に残りやすい**

身振りや表情などの身体動作、距離感、服装など視覚系脳番地で得た非言語の情報は、あとで言語化して解釈することができ、記憶にも残りやすい。

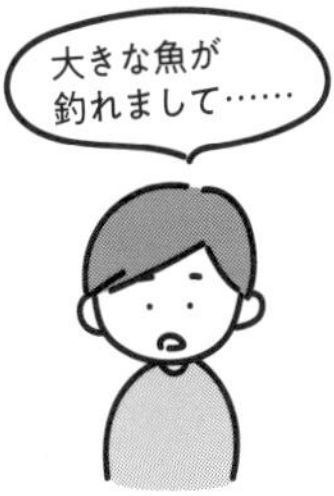

大きな魚が
釣れまして……

声や音などの言語メッセージ → **記憶に残りにくい**

会話など聴覚系脳番地で得た言語情報は、あとで映像にすることが難しく、記憶にも残りにくい。

▼

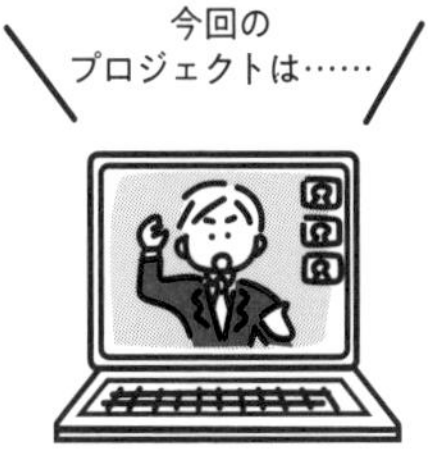

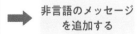

今回の
プロジェクトは……

相手にメッセージを伝えたい → **非言語のメッセージを追加する**

例えばオンライン会議などでは、相手の視覚系脳番地を刺激するようにジェスチャーを交えて話すと、メッセージを伝えやすくなる。

現象と脳の関係

17

人にシンパシー（共感）を感じるのはなぜですか？

POINT

相手の状況や感情を共有できた際に感じるもの

言語化しなくても認知できる感情

シンパシーとは相手への「共感」や「同情」という意味です。シンパシーを感じるとき、脳は思考系・感情系脳番地を使って他人の状況を自身の経験と比較しています。**相手が直面している出来事に近いことを、自分自身も経験している**（**共有している**）**場合にシンパシーを感じる**ことが多いのです。

逆に、今までに感じたことのない感情や経験していない出来事に対しては、いまひとつ共感することができず、「なぜそのような気持ちになるのか」と疑問に感じることが多いものです。一方で、同じ経験をしていないにもかかわらず、シンパシーを感じる場合もあります。このとき、**相手と自分が似たような脳の使い方をしている場合が多く、相手の感情を想像力で補完し、理解している**のです。

このことから、シンパシーは思考系・感情系脳番地のはたらきだけでなく、「さまざまな脳番地をどのように使っているのか」ということが関与していることがわかります。相手の状況を見て、自分のなかに同じような情報がある場合には、感情系脳番地で相手の感情を理解していると考えられます。同じような情報がなくても相手と共通の脳の使い方をしている場合には、想像力を使って感覚的に処理しているというわけです。

「直感」や「もやもやする」といった感情もシンパシーに似ていて、脳のなかの言語化できない情報をこうした感情として処理しています。

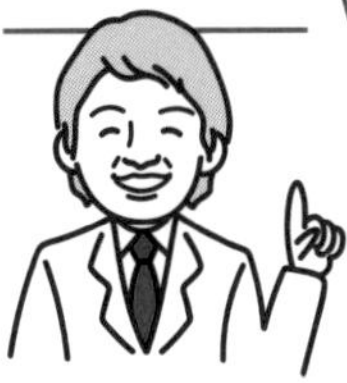

お答えしましょう!

感情系脳番地で相手の感情を理解することでシンパシーを感じます。

■「シンパシー」を感じるしくみ

相手と同じ経験を過去の自分がしている場合

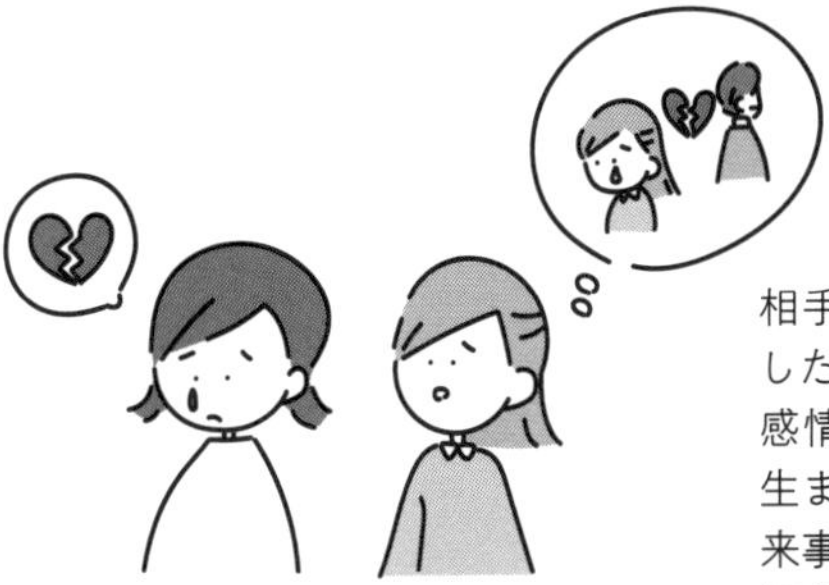

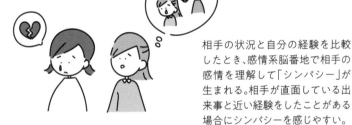

相手の状況と自分の経験を比較したとき、感情系脳番地で相手の感情を理解して「シンパシー」が生まれる。相手が直面している出来事と近い経験をしたことがある場合にシンパシーを感じやすい。

想像力で補完して人に共感する場合

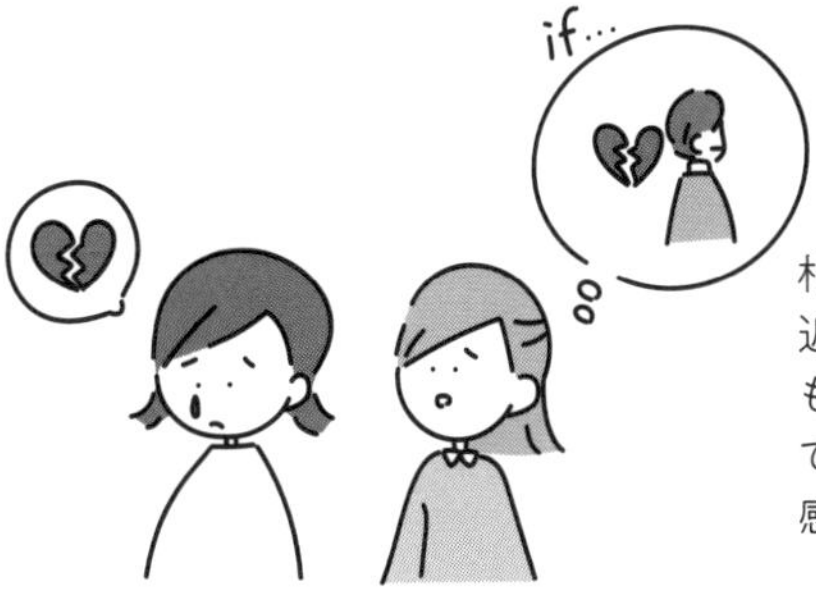

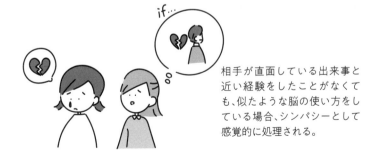

相手が直面している出来事と近い経験をしたことがなくても、似たような脳の使い方をしている場合、シンパシーとして感覚的に処理される。

現象と脳の関係
18

自分でつくったり考えたりしたものがよく見えるのはなぜですか？

POINT
愛着が湧いて好意的に捉えるバイアスがかかる

よく見えるのは手間をかけた証拠

自分がつくりあげたものや考え出したアイデアは、よく見えることがあります。この現象には、80ページで説明した「バイアス」が関係しています。

自分でつくった創作物は、実現するのに時間や労力をかけているため、脳の長期記憶に刷り込まれます。**人間の長期記憶は、愛着と嫌悪のどちらかに傾くメカニズムがあり、自分がつくりあげたものに対しては、おのずとプラスの感情である愛着が生まれやすいとされています**。この現象は、自身で組み立てる家具メーカーの「イケア」に由来する「イケア効果」と呼ばれる認知バイアスとして知られており、自分の創作物を過大評価する傾向を表します。この効果は、最初から最後まで自分でつくることに成功した場合に起こりやすく、途中で他人の協力を得たり、失敗したりした場合は起きづらいです。

自分でつくりあげたものではなく、他人に強制的に引き起こされたものについては長期記憶が嫌悪に傾きます。そのプロセスで起こるのが、78ページで説明したトラウマやフラッシュバックです。

ちなみに、過去の自身の創作物に対して、「幼稚だ」「恥ずかしい」などと思うこともあるでしょう。この現象は、**自分の技術や考え方が成長したことが大きな理由で、脳が自分の成長に気づいている証拠**といえます。創作に取り組んだ過去を忘れて、愛着が薄まっていることも原因のひとつです。

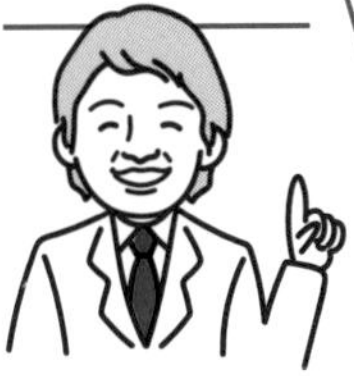

お答えしましょう！

自分が時間や労力をかけて生み出したものに対してはプラスの感情が生まれ、愛着が湧くからです。

■ 自分の創作物が「よく」見えるしくみ

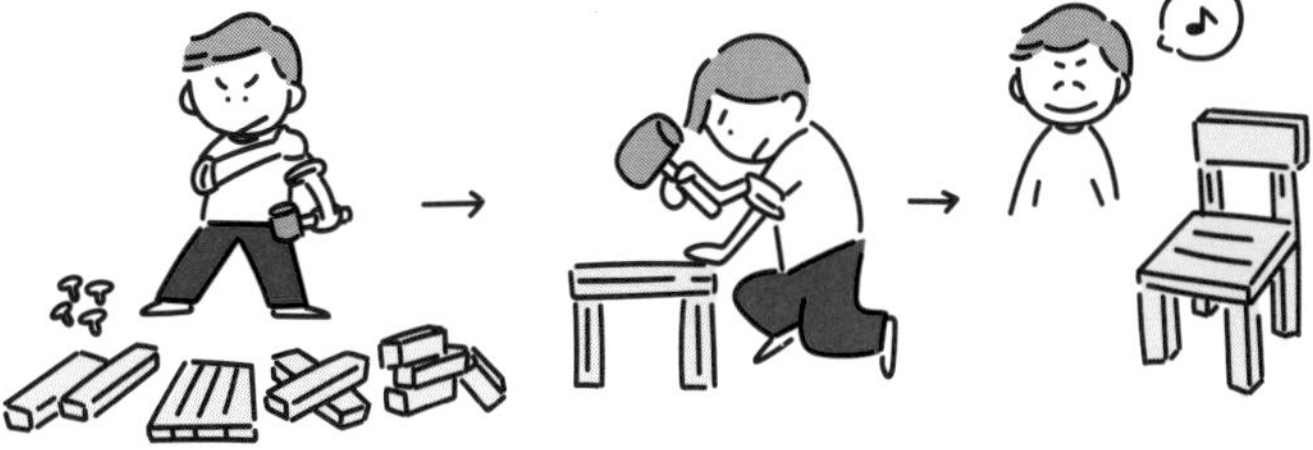

自分がつくりあげたり、考え出したものは時間と労力をかけていることから認知バイアスがかかりやすく、愛着が生まれやすい。

■ 自分の創作物が「恥ずかしく」見えるしくみ

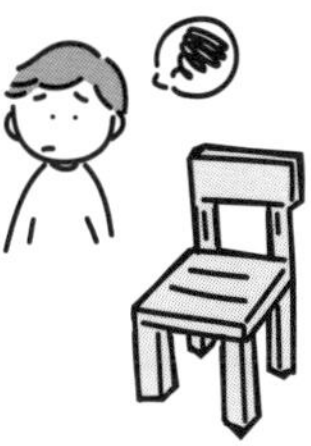

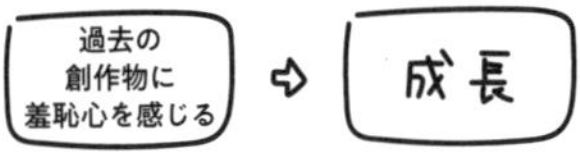

過去の創作物が幼稚に見えたり恥ずかしいと感じたりするのは、自分の技術や考え方が成長している証拠。また、その創作物への思いや当時の記憶を忘れ、愛着が薄れていることも一因。

KEYWORD

認知バイアス……物事の意思決定において、偏見や先入観によって合理性のない判断を下してしまう心理現象のこと。

COLUMN

脳番地を意識した休息が効果的

使っている脳番地以外をはたらかせてみよう

日中に脳の休息をとるためには、仕事などで長時間酷使した脳番地を意識して休ませると効果的です。

例えば、パソコンの画面を見るデスクワークでは、視覚系脳番地を多く使っています。それと同時に、目で見た情報を思考系・理解系脳番地で処理しているため、それらの脳番地も多く使われています。仕事の合間に動画を視聴するなどして休憩する人も多いでしょうが、「脳を休ませる」という点で見ると、これは大きな間違いです。スマホなどの画面を見ながらの休憩では仕事中と同じく、視覚系・思考系・理解系脳番地を使うため、脳はまったく休めていないことになります。

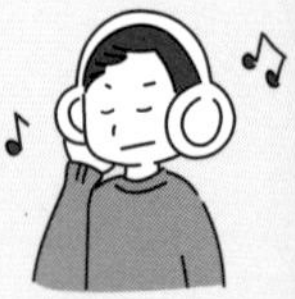

適切な脳の休息には、**使っていた脳番地を意識的に休ませ、使っていなかった脳番地をはたらかせる**ことがおすすめです。例えば、音楽を聞いて聴覚系脳番地を活性化させると、視覚系脳番地が休まります。また、散歩は運動系脳番地を活性化させるだけでなく、遠い景色を眺めることで、パソコンなどの画面を見ているときと視覚系・理解系脳番地のはたらく場所が変わります。

このように使っていた脳番地を休ませると、休息後は脳をより効果的に使えるようになるでしょう。

第 3 章

この悩みの正体、脳科学で解明できますか?

仕事や家事などにおいて、苦手だと感じていることがあると思います。一方で、自分が苦手だと感じることを得意とする人もいるでしょう。果たして、その人との脳の違いとは何なのでしょうか。あなたの悩みを脳科学の視点から解説していきます。

悩みの正体 1

やる気が出ないときの解決策はありますか？

POINT

十分な睡眠を取り、1日の予定を明確に決める

自分のやる気を把握する「メタ認知能力」

やる気が起きない理由は大きく分けて2つあります。

ひとつは、**睡眠不足**です。十分な睡眠が取れていないと脳の疲れが溜まり、何かに取り組むための脳のエネルギーが足りなくなります。

もうひとつは、**モチベーションの対象が不明確なこと**です。例えば、「気になるあの人と会えるかもしれない」というだけでは、やる気は起きません。しかし、「15時に待ち合わせしてデートする」と予定が明確だと、それまでには家事を済ませて身支度し、14時には出発する必要があると計算することで、やる気以前に「やるべきこと」が決まっていきます。

やる気が起きない人は、1日の予定を立てず、自由時間が多くなることから、興味がやるべきこと以外へ移ってしまいます。つまり、やるべきことをいつ行うかという、「時間を見積もる技術」がないのです。

反対に、**時間の見積もりが上手な人は、メタ認知能力**（82ページ）**が高く、時間見積もりのきっかけづくりができる**人ともいえます。時間を見積もる際は、スケジュールを書き出して目で確かめることで、自分の脳に予定を指示し、記憶させていきます。これが習慣化してくると、やる気が出ない時間帯や、予定ごとのやる気レベルの差に気づけるようになるでしょう。

このように、自分自身を理解することを習慣化できれば、やる気をコントロールできるだけでなく、メタ認知能力の向上も期待できます。

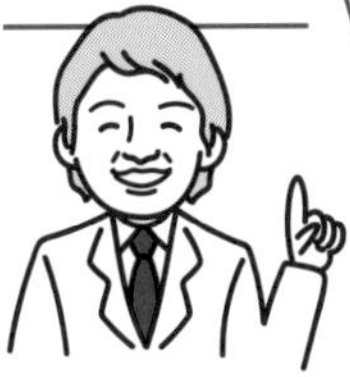

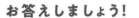

お答えしましょう!

十分な睡眠を取り、スケジュールをしっかりと立てましょう。

■ やる気が起きない理由とその解決策

①睡眠不足

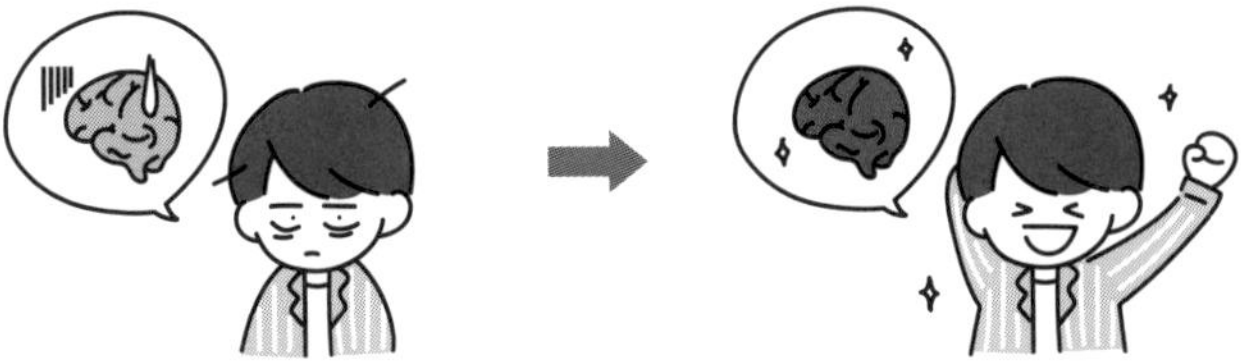

睡眠不足だと脳の疲れが溜まり、脳のエネルギーが足りなくなる。

睡眠をしっかり取り、脳の疲れを解消する。

②モチベーションの対象が不明確

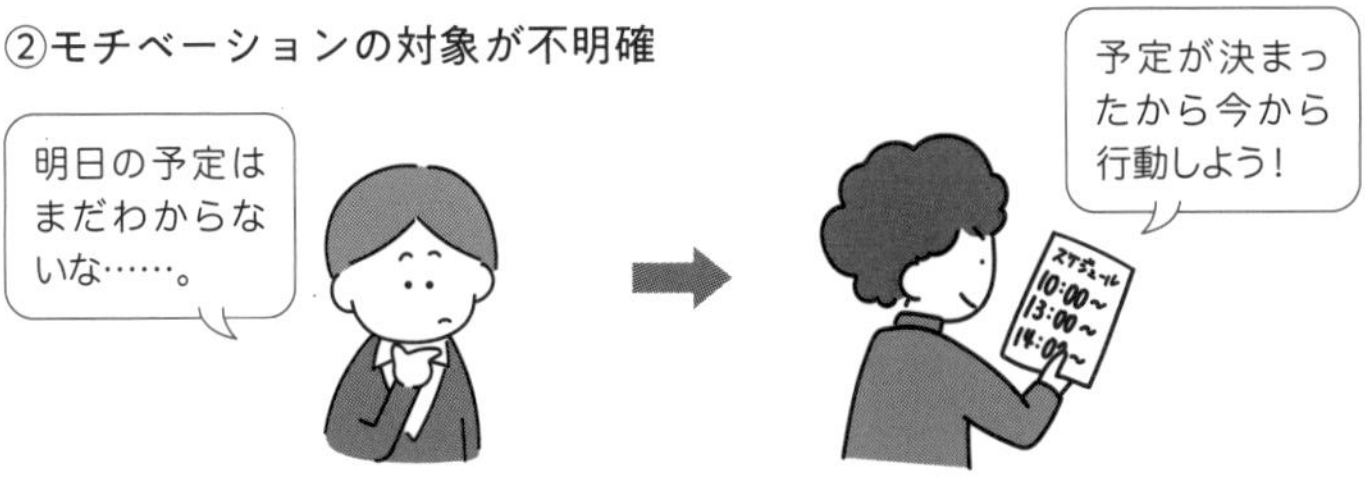
明日の予定はまだわからないな……。
予定が決まったから今から行動しよう!
スケジュール
10:00～
13:00～
14:00～

「明日友だちと遊ぶかどうかわからない」など、予定が決まっていないとモチベーションの対象が不明確になり、やる気が起きない。

先の予定がきちんと決まっているとモチベーションの対象が明確になり、それまでにやるべきことを整理して行動できる。

KEYWORD

メタ認知能力……自分の認知活動（考える・感じる・記憶する・判断するなど）を客観的に自分で捉える能力。自分自身を高次（＝メタ）の視点から認知する能力。

悩みの正体

2

怒りを抑える方法はありますか？

POINT

自分の怒りの要因や体調を把握する

怒りは脳の反応のひとつ ひと呼吸を置いて対応する

怒りとは、脳が反応するしくみのひとつです。「理由はわからないけれど、何だか腹が立つ」という人もいますが、メタ認知能力を活用して、その要因を解明していくと、怒りが抑制されていきます。

人間が怒りを覚えるのは、「自分が思っている常識では理解できないこと」に対してです。自分の想定と現実とのかい離が大きいほど、脳は強い反応を示します。特に、自分の常識や想定よりも現実が下回ると、脳の感情系脳番地や自律神経が非常に刺激されてイライラを引き起こすのです。**怒りを抑えるためには、まず自分の脳が何に対して怒る反応をしているか、メタ認知で客観的に把握する**ことを意識しましょう。

それから、体の不調と悪い出来事が重なった場合にも、怒りを覚えることが多いです。例えば、睡眠不足、肩こりや腰痛、二日酔い、「PMS（月経前症候群）」、低気圧の影響による片頭痛などがある日に、例えば自分が応援しているアイドルがSNSで叩かれていることを知ったら、イライラしてしまうのではないでしょうか。しかし、怒りの出どころを認知するためには、ここで衝動的な行動をしないことが重要です。アイドルを叩くコメントに対抗するのではなく、**自分の体調を顧みて、怒りを覚えやすい状態だったと認識できれば、冷静に対応できる**はずです。

怒りを感じたときは、日ごろからひと呼吸を置くことができるようになるとよいでしょう。

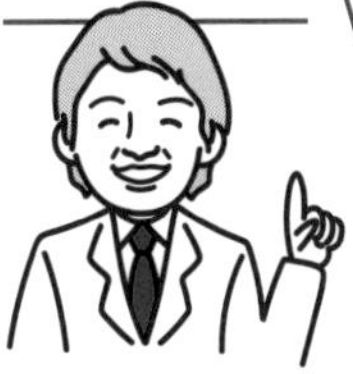

お答えしましょう!

自分が何に怒りを感じているのかを認識し、ひと呼吸置いてから行動しましょう。

■ イライラの原因を特定する

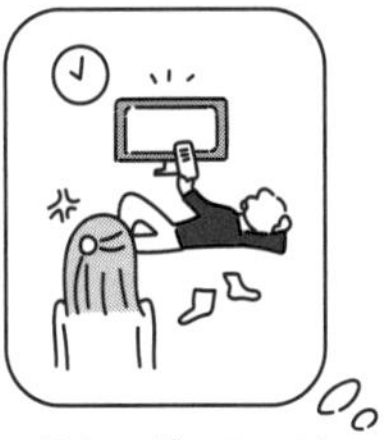

休日に何もせずにテレビばかりを見ているパートナーにイライラする。

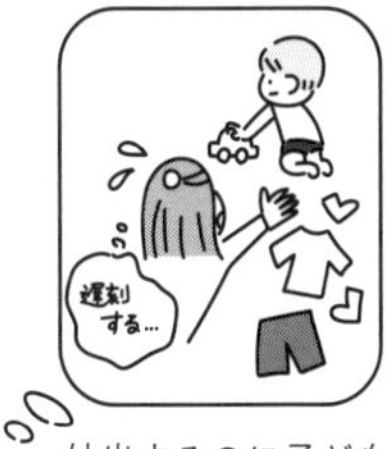

外出するのに子どもが着替えてくれず、遅刻しそうでイライラする。

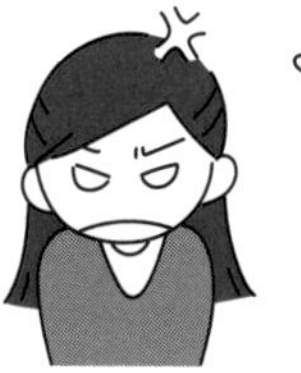

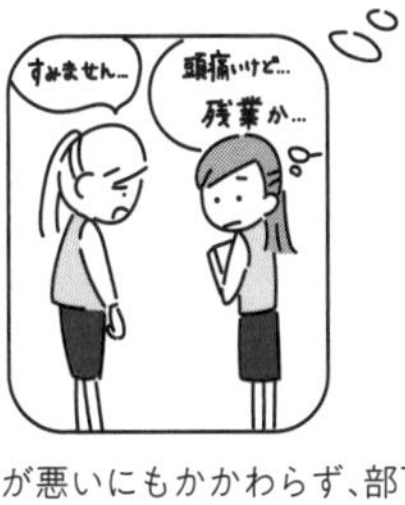

体調が悪いにもかかわらず、部下のミスによって残業せざるを得なくなってしまい、イライラする。

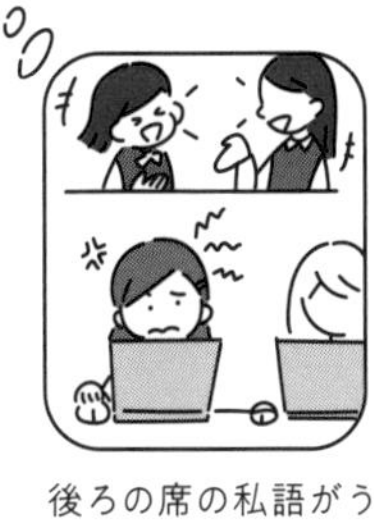

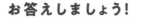

後ろの席の私語がうるさくて仕事に集中できずにイライラする。

↓

自分の思っていたことと何がかい離しているのかを考えることで、イライラの原因を特定できる。また、その原因を特定することで怒りが抑制されていく。

KEYWORD

PMS（月経前症候群）…… 月経前、３～10日程度続く心身の不調のこと。

悩みの正体

3

新しい職場や仕事に早く慣れるための、よい対策はありますか？

POINT

自分なりの成長プログラムを想定する

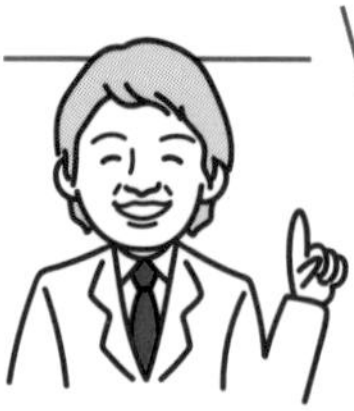

お答えしましょう！

自分にとってプラスになることを見つけたり、成長の過程を想定しましょう。

■ 新しい環境に慣れるためのコツ①

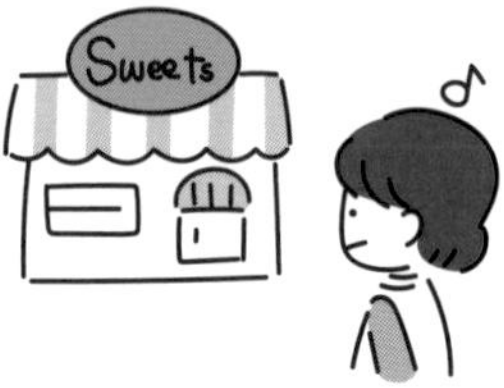

自分にとってのプラスを見つける

新しい職場への通勤途中に、お気に入りの店を見つけるなど、自分にとってプラスになることを見つける。

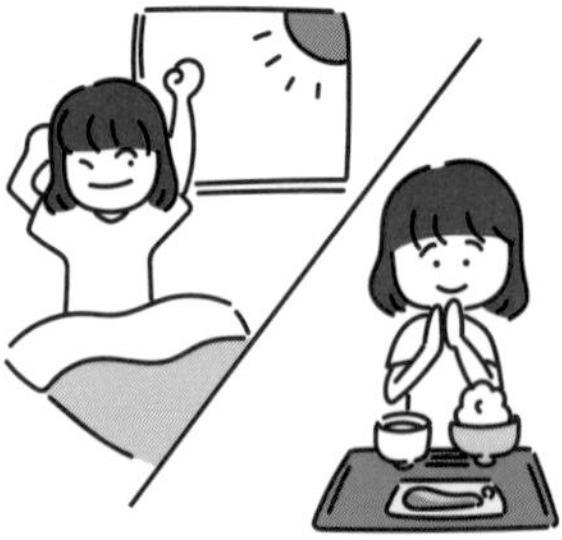

生活リズムを整える

起床・就寝や食事を最適な時刻に整える。すると、新しい環境を受け入れやすくなる。

プラスな面を考えて レジリエンスを発動させる

職場や仕事の内容が変わって、うまく適応できないケースはよくあります。少しでも早く慣れるためのポイントは、新しい環境に、自分にとって利点やプラスになることを見つけることです。例えば、会社の近くに美味しい洋菓子店を見つけるなど、些細なことで構いません。**自分にとっての付加価値、プラスと感じるものをたくさんつくることが、心のレジリエンス**（22ページ）につながります。

■ 新しい環境に慣れるためのコツ②

最初から全力を発揮するのは難しいので、「できることをコツコツとこなす」というマインドで成長過程を想定する。

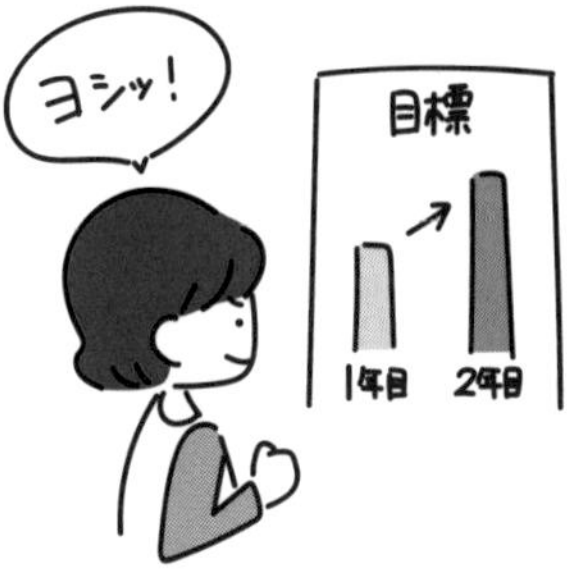

また、新しい環境や仕事に慣れるには、自分流の仕事の仕方を見つけることや、起床・就寝時刻や食事時刻などを新しい環境に合わせて生活リズムをつくることが大切です。新しい環境に慣れるということは、脳が新しい状況を受け入れるということ。自分が受け入れがたいものには違和感を覚え、気持ちに「ヴァルネラビリティ（脆弱性）」が生まれてしまいますから、**自分なりの生活リズムをつくり、脳がその環境を受け入れやすくなるようにしていきましょう**。

同時に、新しい環境ですぐに自分の能力を全力で発揮することは難しいと認識しておくことも重要です。「できる仕事をひとつずつ増やしていこう」という考え方をするとよいでしょう。例えば、入社してすぐの業績達成度が5％であれば、1年後には10％になっていればよいという、**自分なりの成長プログラムを頭のなかに描くと、レジリエンスが高まっていきます**。

KEYWORD

ヴァルネラビリティ（脆弱性）……物質的または機能的に弱い、傷つきやすい性質やその状態。

悩みの正体

4

人の顔や名前を覚えるために、よい方法はありますか？

POINT

過去の自分の経験や出来事と結びつけて記憶する

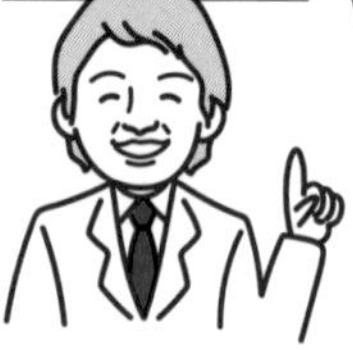

お答えしましょう！

相手と会っている間にしっかりと顔や名前を記憶し、後日にも思い出すとよいでしょう。

■ 相手の顔や名前を記憶する方法

①会話している最中に、あえて相手の名前（フルネームだとより効果的）を呼ぶ

②写真を一緒に撮るなど、何らかのアクションをとる

③会った直後（帰り道など）に相手の情報を思い返す

④「相手の情報を記憶する」ことを常に意識する

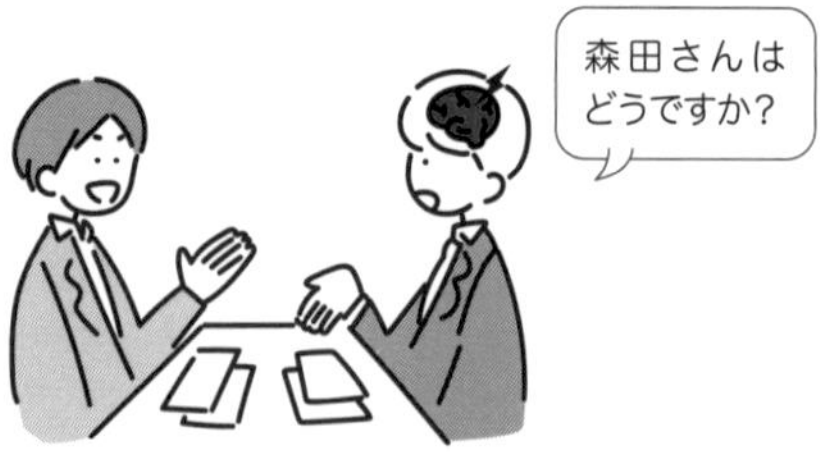

その場で覚えて会った後も思い出す

人の顔や名前を覚えるためには、**相手に興味を持って何度も思い出す**というシンプルな方法が効果的です。特に、相手と会った後に思い返すと記憶が定着しやすくなります。そして、それ以上に大きく差がつくのは、会っている間にしっかり記憶できるかどうか。**その場で海馬をはたらかせてインパクトを与えることが、記憶の定着につながります。**写真を一緒に撮ったり、相手の名前を呼んで話し

■ 人の名前を覚えるコツ

自分の経験や出来事と結びつける

↓

意味記憶として覚えやすく、さらに**複数の脳番地**を使うため脳に定着しやすい

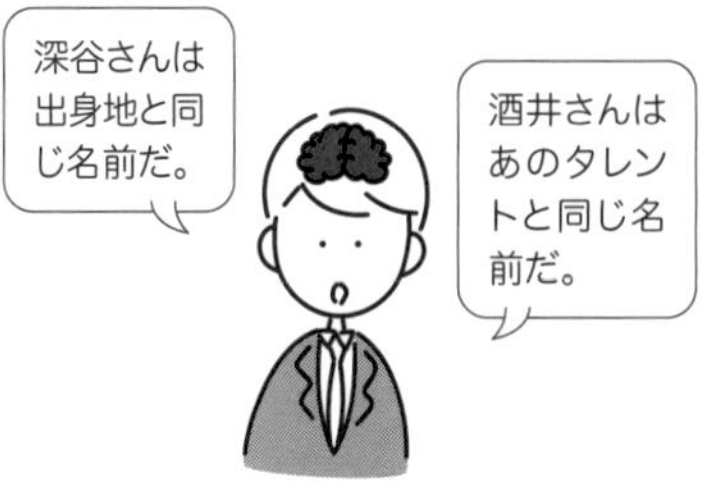

深谷さんは出身地と同じ名前だ。
酒井さんはあのタレントと同じ名前だ。

例えば「自分の出身地と同じ名前」「よく知っている人と同じ名前」などと自分の記憶や経験と結びつける。

たりすると効果的です。

接客業や営業職の人は、相手の顔や名前をよく覚えています。どんな人かを覚えていなければ仕事にならないため、脳が相手の情報を優先的に覚えようとするのです。ところが私の場合、これまでたくさんの書籍を出版し、それぞれ担当者とやりとりしてきましたが、まず執筆を優先させてきました。ですから、担当者の情報を覚える優先順位が低く、名前や顔を覚えるのが苦手でした。そこで、これまでのメールからつき合いのあった担当者をリスト化。すると、後日に思い出す機会が増えて、やはりよく覚えられるようになりました。**「記憶する」という行為の優先順位を意識的に上げることも重要**なのです。

人の名前を覚えるコツは、**印象に残っている自分の経験や出来事と結びつける**ことです。例えば、「Aさんは知り合いの医師と下の名前が同じだ」「Bさんは昔よく利用した駅名と同じ名字だ」というように、すでにある記憶と結びつけます。そうすると、意味記憶として記憶しやすく、感情系や思考系など複数の脳番地を使って覚えることができ、しっかりと脳に定着させることができます。

悩みの正体 5

以前に比べて記憶力が低下したのですが、改善できますか？

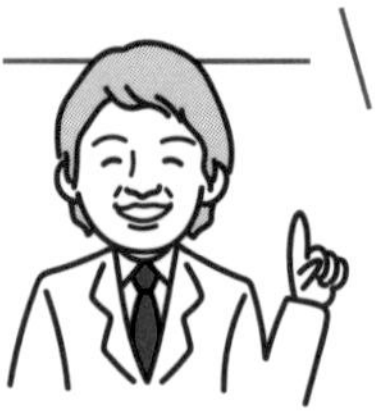

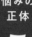

お答えしましょう!

「記憶力が落ちた」と感じる場面を思い出し、それにかかわる脳番地を鍛えましょう。

■ 年齢による記憶力の変動

子ども
無意味記憶が得意

→

大人
意味記憶が得意

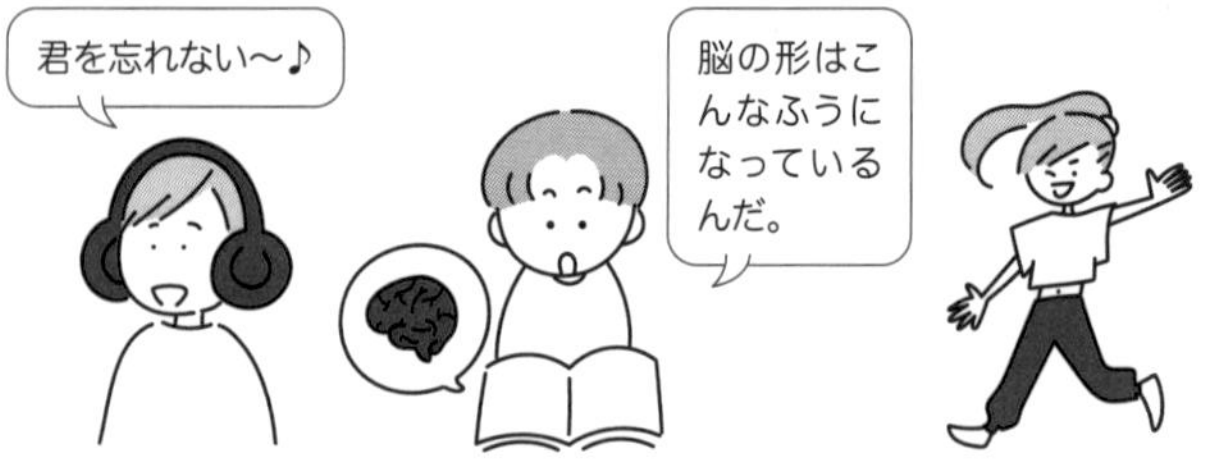
君を忘れない〜♪
脳の形はこんなふうになっているんだ。

子どもは、見たものや聞いたものを丸暗記すること（無意味記憶）が得意。大人になると無意味記憶が苦手になり、意味のある情報を記憶として残しやすくなる（意味記憶）。

POINT

年齢によって記憶力の質に変化が起こる

どの脳番地の記憶力が低いのかを把握する

多くの人が「年齢を重ねて記憶力が低下した」と悩むようですが、そもそも記憶力は脳のはたらきや身体機能によって変動するもので、年齢だけが原因で低下するものではありません。

年齢による記憶力の低下としては、無意味記憶（20ページ）の能力の低下が挙げられます。子どものころは無意味記憶がとりわけ得意で、九九や歌の歌詞をそのまま覚えられますが、**年齢を重ねるほど無意味記憶は苦**

■ 心身の不調と記憶の関係

心身の不調
・強いストレス、悩み
・運動や睡眠の不足
・身体機能の低下

→ 大脳や海馬のはたらきが悪くなる → 記憶力が低下する

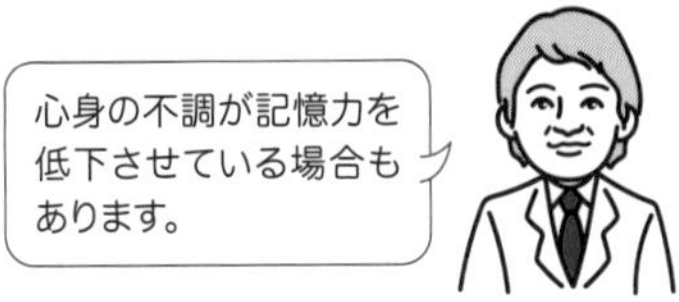
心身の不調が記憶力を低下させている場合もあります。

手になります。**丸暗記ができなくなることで「記憶力が低下した」と感じる**のでしょう。

それ以外の場面で記憶力が低下していると感じるなら、強いストレスや悩み、運動・睡眠不足など心身の不調が理由かもしれません。**心身の不調が大脳や海馬のはたらきを低下させることで、結果的に記憶力の低下につながる**ことがあります。

また、身体機能が記憶力に影響することも。例えば、年齢により身体機能が衰えると運動記憶が低下し、ダンスの振りつけなどを覚えづらくなります。逆に、手芸など手作業が得意な人は、運動記憶は得意なままです。

記憶にはさまざまな脳番地がかかわっているため、使用する脳番地の偏りによって記憶力のバラつきが出ます。記憶力を改善したい人は、記憶力が落ちたと感じる場面を思い出し、どの脳番地の記憶力が落ちているのかを把握して、その脳番地を活性化させるための脳番地トレーニングをおすすめします。

KEYWORD
脳番地トレーニング……各脳番地を鍛えるための、筆者提唱のトレーニング。

悩みの正体

6

頭の回転を速くする方法はありますか？

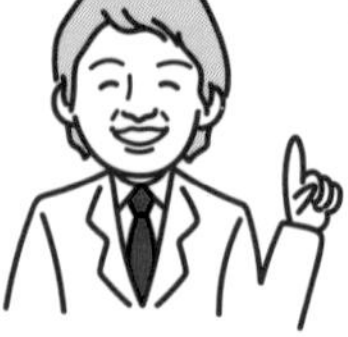

お答えしましょう！

反射神経を鍛え、脳に疲れを溜めないために8時間前後の睡眠を取ると効果的です。

■ 頭の回転が速い人の特徴

1.単純作業が速い

身体や手先を動かすような単純作業をこなすのが速い。IQ検査の処理速度指標が高い傾向にある。

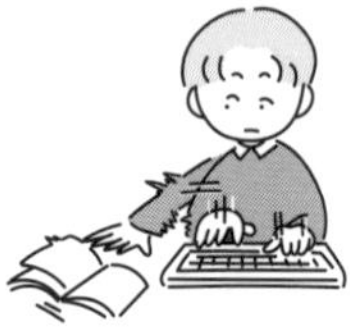

2.情報処理が速い

見聞きした情報の処理速度が速く、すぐに反応できる。IQ検査のワーキングメモリの指標が高い傾向にある。

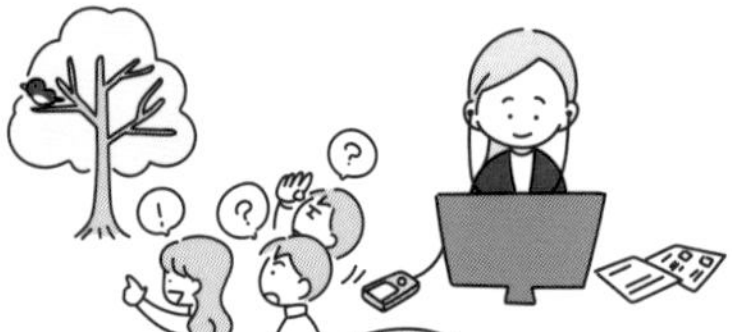

3.アイデア出しが速い

クリエイティブな作業が得意。IQ検査では評価していない。

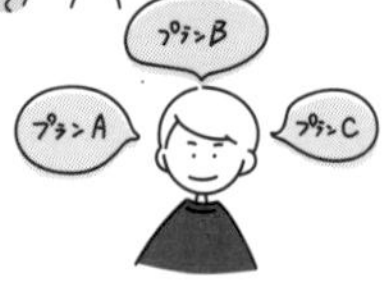

頭の回転速度を上げるには？

「頭の回転が速い人」の特徴のひとつに「物事の処理速度が速い」ことが挙げられます。そうした、物事の理解など認知能力を測定する「IQ（知能指数）検査」というものがあります。この検査では、単純作業が速いほどIQが高いとされており、例えば、同じ回答や点数だとしても、回答時間が早いほうがIQが高いと評価されるのです。

　IQが高いとされる人でも、判断が必要な作業やアイデアを

POINT

反射神経を鍛え、睡眠時間を十分に確保する

■ 頭の回転を速くする方法

①反射神経を鍛える

反射神経が鍛えられると、運動系脳番地が発達し、それに伴いほかの脳番地も機能しやすくなる。

②十分な睡眠を取る

8時間前後の睡眠を確保すると、脳に疲れが溜まりにくくなり、頭が冴える。

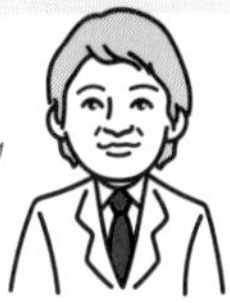

1日のなかで最も頭が冴える時間に作業できるよう、生活リズムを整えることも大事です。

出すクリエイティブな作業では途端に処理速度が遅くなる場合があります。一方で、ＩＱは高くなくてもクリエイティビティがあり、アイデアを出すことが速い人もいます。また、見聞きした情報の処理速度が速い人、物事に反応して身体を動かすまでの速度が速い人などもおり、ひと口に「頭の回転が速い」といっても、得意な分野が人によって変わってきます。

頭の回転を速くするには、反射神経を鍛えましょう。反射神経を鍛えることで運動系脳番地が発達し、それに伴い、ほかの脳番地も機能しやすくなります。また、**睡眠時間を8時間前後確保して脳に疲れを溜めない**ことも重要です。脳の疲れが取れると、頭の回転が最も速い時間帯や、1日何時間までなら思考力が落ちないかを把握できるようになります。朝9時が最も頭の冴える時間なら、そこを作業時間にできるよう、睡眠や食事の時間を調整しましょう。

KEYWORD

IQ（知能指数）検査……物事を認知する能力や知識、課題を解決する能力などの認知能力を測定するための心理検査のひとつ。

悩みの正体 7

苦手な上司と、うまくつき合う方法を教えてください！

POINT
デジタル思考かアナログ思考か、相手の特性を考える

脳の特性を考えて淡々と仕事をこなす

誰しも働いていれば苦手な上司や人と出会うことがあるでしょう。しかし、そうした「苦手」にも、さまざまなレベルがあると思います。そのレベルを判断し、つき合い方を変えることをおすすめします。

まずは**相手の言動が法律に抵触していないか**を考えましょう。例えば、パワーハラスメントやセクシュアルハラスメントは、企業側が防止措置を取るよう法律で義務づけられています。違反すると企業名の公表や過料といったペナルティが課されるケースもあり、加害者にも相応の罰が下る可能性があります。

法律に則って公的な場に持ち出せるほどではない場合、**相手とのつき合い方の基準をつくって距離を置きましょう**。相手と会うのが嫌で会社に行けなくなるケースは多くありますが、それは自分のなかで基準をつくることができていないために起こり得ます。「この人は自分に悪影響だから距離を置こう」といった基準で線引きできれば、限界がくる前に何らかの対策を取ることができます。

最後は、距離を置くほどではないが、つき合い方に苦労するような場合です。この場合には、相手が**論理的で数値を明確に追い求める「デジタル思考」なのか、物事を大まかに捉えて判断する「アナログ思考」なのかを考えます**。互いの思考タイプが同じであれば、それなりに通じ合うことができるでしょう。しかし、例えば上司がアナログ思考で自分がデジタル思考

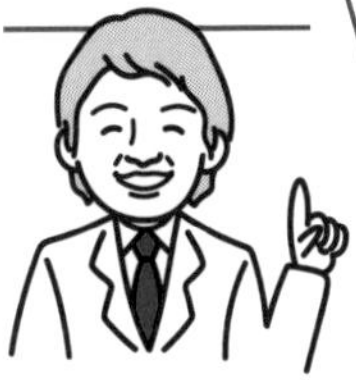

お答えしましょう！

自分のなかで判断基準をつくり、つき合い方を変えて対応しましょう。

■ 苦手な上司（相手）への対応

①上司の言動が法律に抵触している場合

侮辱やひどい暴言などはハラスメントにあたる可能性が。上司（相手）の言動が法律に抵触する場合は、会社に然るべき対応を求める。

②公的な措置が取れるほどではない場合

上司の言動が①のようなハラスメントまでにはいかない場合、例えば、「報告などはまずメールで行う」「食事などプライベートなつき合いはしない」など、つき合い方の基準を設ける。

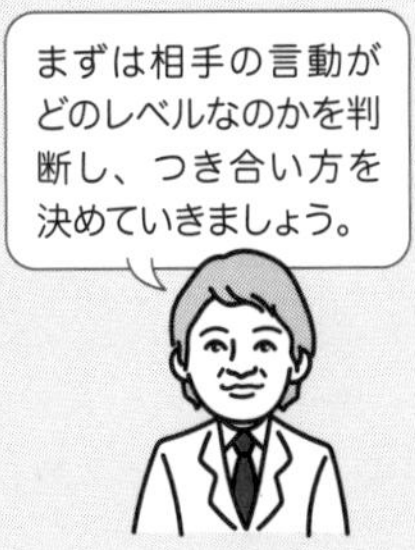
まずは相手の言動がどのレベルなのかを判断し、つき合い方を決めていきましょう。

③ただつき合い方に苦労している場合

ただつき合い方に苦労している場合は、自分と上司が「デジタル思考」か「アナログ思考」かを考えて、ものの見方・言い方を分析する。

の場合、アナログ思考で出された指示を、自分のデジタル思考に変換する必要があります。相手と自分の脳の特性を把握すると、つき合いやすくなることも。また、仕事に感情を持ち込まず、結果を出すことにフォーカスできれば、よいつき合い方ができるでしょう。

KEYWORD

デジタル思考／アナログ思考……デジタル思考とは、事実やデータにもとづいて理論的に考えること。アナログ思考とは、感覚的に物事を考えること。

悩みの正体 8

優柔不断で判断が苦手なのですが、よい対策はありますか？

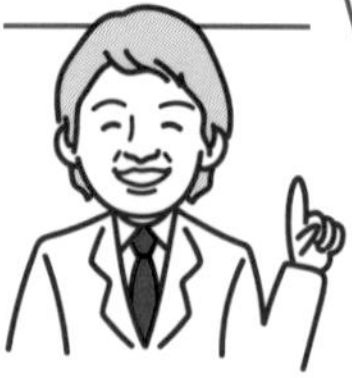

お答えしましょう！

自発的に判断する機会を増やし、思考系脳番地を使って1日の計画を立てるなどしましょう。

■ 自発性と判断能力の関係

誰かの意見ありきで行動する → 自発的な判断・行動ができなくなる

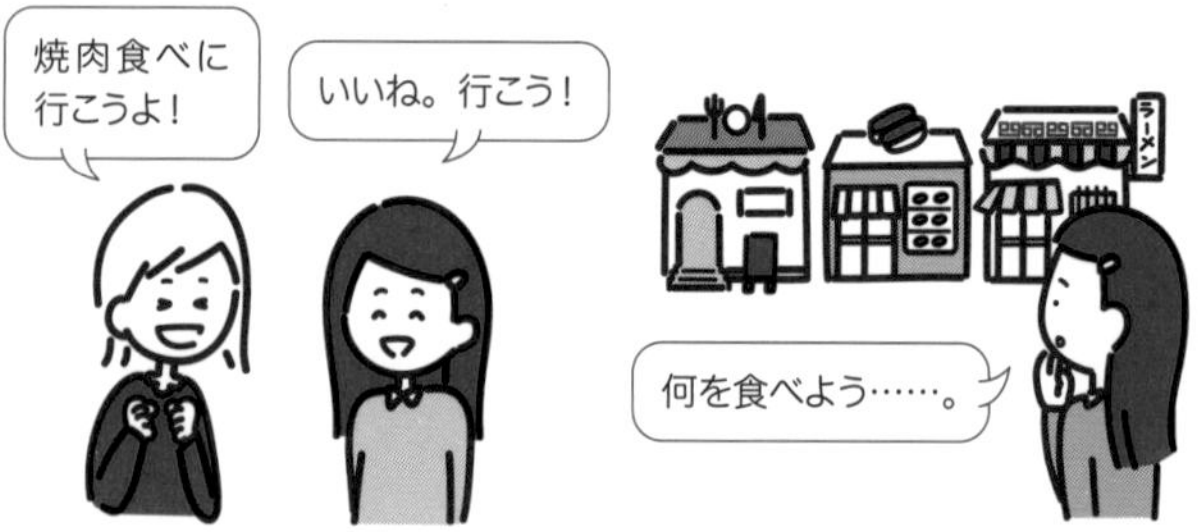
焼肉食べに行こうよ！
いいね。行こう！
ラーメン
何を食べよう……。

自発的な判断や行動をする機会が減ることにより、いざ自分の判断が求められる場面でうまく判断や行動ができなくなる。これを優柔不断と認識する。

自発性が低いと優柔不断に陥りやすい

自分は優柔不断だという人がいますが、もとから「優柔不断な人」は存在しません。**思考系脳番地を使って物事を比較・判断する場面が少ないために自発性が低くなり、それを優柔不断と認識している**のです。そして、そのように認識するに至る要因は主に2つあります。

ひとつめは、主体的・自発的に行動する機会が少ない、またはその機会が減ること。自分で判断して行動する機会が減る

POINT
自発的に判断・行動する機会を増やす

■優柔不断を改善する訓練

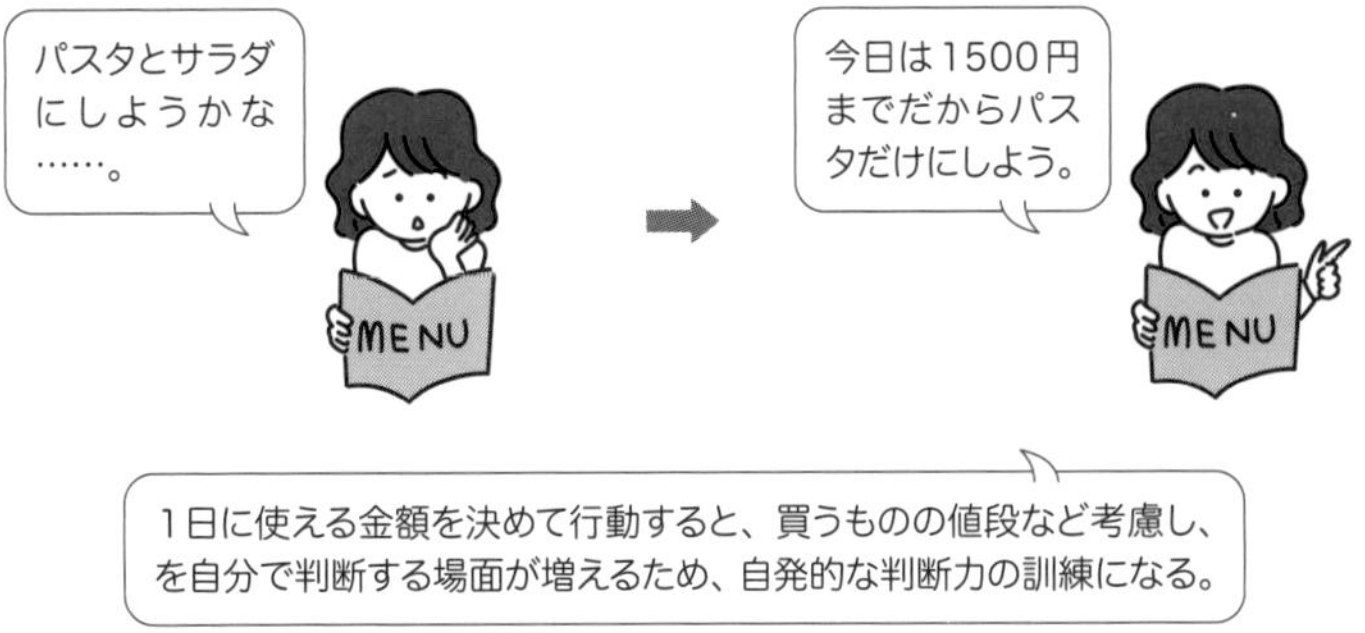
パスタとサラダにしようかな……。
今日は1500円までだからパスタだけにしよう。
MENU
MENU
1日に使える金額を決めて行動すると、買うものの値段など考慮し、を自分で判断する場面が増えるため、自発的な判断力の訓練になる。

と、どんな人でも優柔不断になりやすくなってしまいます。

2つめは、左脳の思考系脳番地が弱いこと。目的や指示があれば対応できるけれど、自分でいつ、何をしようかと言語化して考えることが苦手なのです。このような人は日ごろから計画を立てずに成り行きで過ごしている可能性があります。

優柔不断を改善するには、まず1カ月や1週間など**期間を決めて、使うお金を制限**してみましょう。例えば、1日の予算を1500円と決めれば「1800円のランチはやめよう」などと、さまざまな場面で自発的に判断する機会が増えます。

また、2つの選択肢で迷った際に、誰かの意見を聞くこともおすすめです。相手の意見に共感できるかという視点から感情系脳番地が**はたらき、自分の気持ちや価値観に気づきやすくなります**。ただし、他人の意見がないと判断できなくなるようでは逆効果。あくまで自発性を持ちつつ、時と場合に応じて活用してみましょう。

KEYWORD
自発性……他者からの影響を受けず、自分の意思で判断・行動をすること。

悩みの正体 9

責任あるポジションで、プレッシャーに打ち勝つ方法はありますか？

POINT

プレッシャーの要因をリストアップする

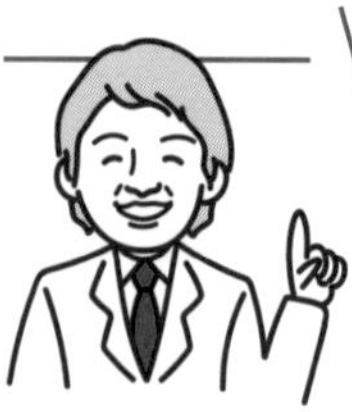

お答えしましょう!

準備に与えられた日数を割り出し、事前準備とシミュレーションを徹底しましょう。

■ 当日までに残された時間を算出する

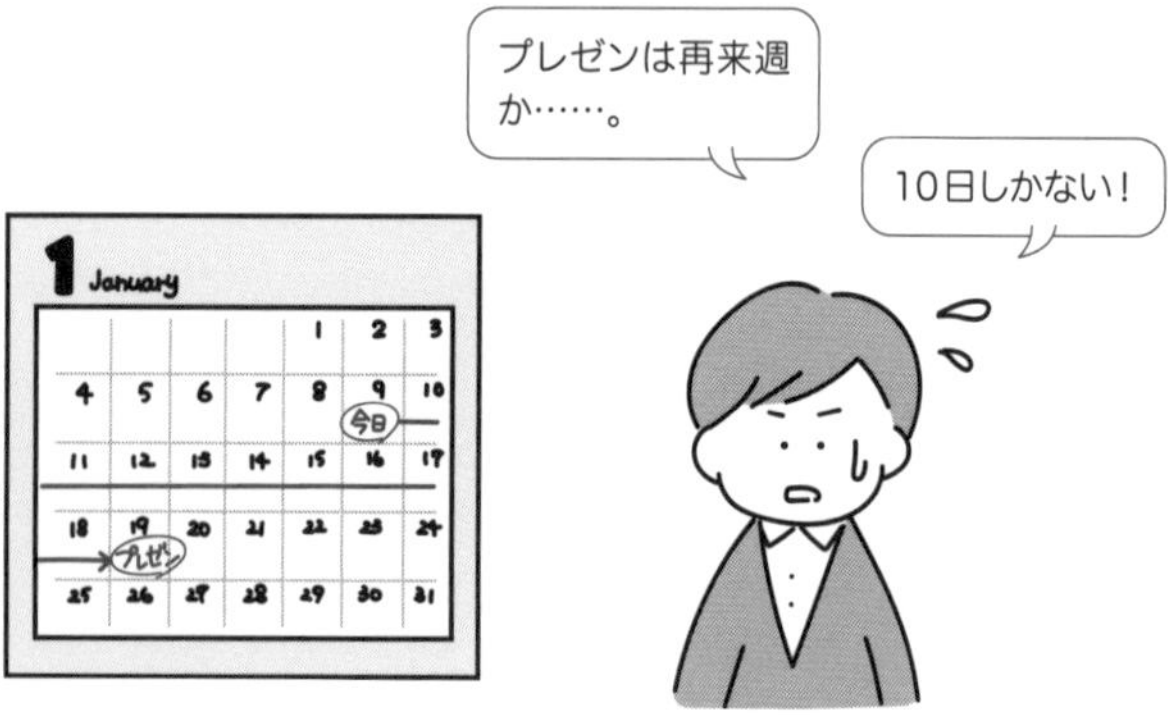

プレゼンは再来週か……。
10日しかない！
1 January
今日
プレゼン

試験やプレゼンテーションなどの当日までに残された日数を計算する。すると、それまでにどんな準備ができるのかが予測できる。

限られた時間のなかでできる限りの準備を行う

責任あるポジションで与えられた課題の質や価値が高まるほど、「プレッシャー」は重くのしかかってくるものです。これに打ち勝つためには、可能な限りの準備をし尽くしましょう。

例えば半年後に重要な試験があるとしたら、まず当日まで何日あるかを数えます。「実質170日」など具体的な数字に落とし込むと、残された日数でやれることが予測できます。

また、漠然と感じるプレッ

■当日までにできる準備

資料づくりなど

資料作成やデータ集め、自分の欠点を探して対策することが有効的。

シミュレーション

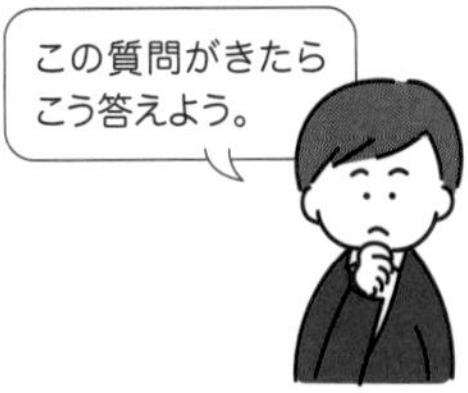

当日に想定していること・されることのシミュレーションを行う。

シャーを取り去ることは難しいため、**プレッシャーの要因をリストアップし、その要因を取り去ることに注力**しましょう。たいていの場合は、準備不足か、「失敗しないか」という不安に起因します。後者の場合は、当日のシミュレーションをしてみましょう。準備とシミュレーションをし尽くすと、あとはその場でどうにかするしかないと覚悟が決まるものです。

何かの試合など、相手の出方がわからずにプレッシャーを感じる場合は、**自分の欠点を探して徹底的に対策**しましょう。試合の最中で予期しないことに対応しようとすると、脳の血圧が過剰に上がり、脳細胞がはたらきにくくなり、非効率的な脳の使い方をしてしまいます。

自分が失敗する姿が思い浮かぶとしたら、それは成功するシミュレーションが足りていないということ。本番までに成功するための方法を修正しながら繰り返し数多く実践して、成功体験を増やしておきましょう。

KEYWORD

プレッシャー……物理的な圧力や精神的なストレスのこと。

悩みの正体 10

マルチタスクが苦手なのですが、うまくこなす方法はありますか？

POINT

脳の注意力を分散して使う訓練を行う

タスクの進捗状況を可視化する

家事や仕事などで「マルチタスク」になる場面は多いですが、うまくこなすためにはどのようにすればよいのでしょうか。

まず、脳のエネルギーが100あるとして、それをひとつのことに使うのか10のことに使うのかで、脳の使い方が異なることを理解しましょう。

同じゲームを何時間も続けてやるなど、**ひとつのことに集中しているときの脳は「注意の限定」**をしています。一方、**マルチタスクで何かを行っているとき、脳は理解系脳番地を中心にほかの脳番地と連携して「注意の分散」を行っている**状態です。

マルチタスクに慣れるには、同時に違うことを行う訓練をしましょう。最も効果的なのは、チームで行うスポーツです。なかでもバスケットボールなどの球技ではボールを運びながらパスすべき味方を選び、敵をかわしながらパスをつなぐため、レベルの高いマルチタスクが要求されます。

日常的に1人で訓練するなら、同時に2つ以上のことに取り組むと効果的です。特に、**複数の脳番地を同時に使うと、注意の分散を維持する訓練になります**。例えば、ピアノの演奏は、左右の手を別々に動かし、足でペダルを踏み、目で楽譜を読み、耳で音を聞き、感情を込めて弾くので、理解系のほかに運動系、視覚系、聴覚系、感情系の4つの脳番地を使いこなす練習として最適です。

仕事でマルチタスクを行う場合は、それぞれの進捗状況を1

お答えしましょう！

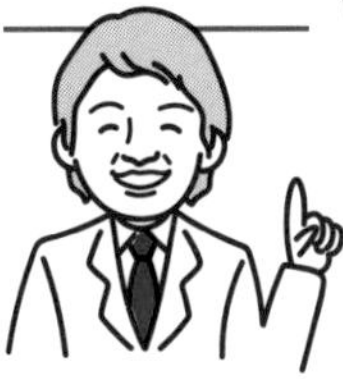

日常から複数の脳番地を連携してはたらかせる訓練を重ねましょう。

■ マルチタスクの訓練

チームで行うスポーツ

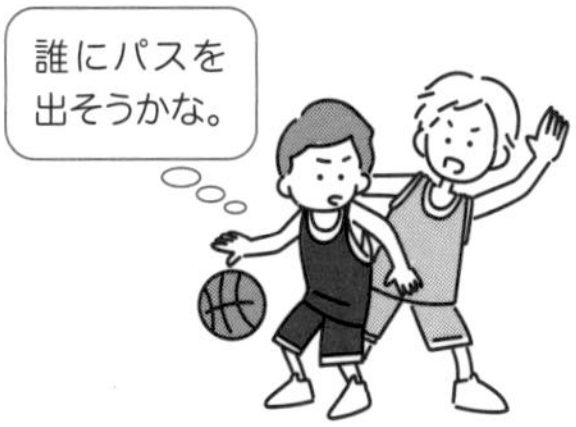
誰にパスを出そうかな。

最も効果的なのはチームで行うスポーツ。周囲の味方・敵の動きを把握しながらプレーするため、レベルの高いマルチタスクが要求される。

歌いながら料理

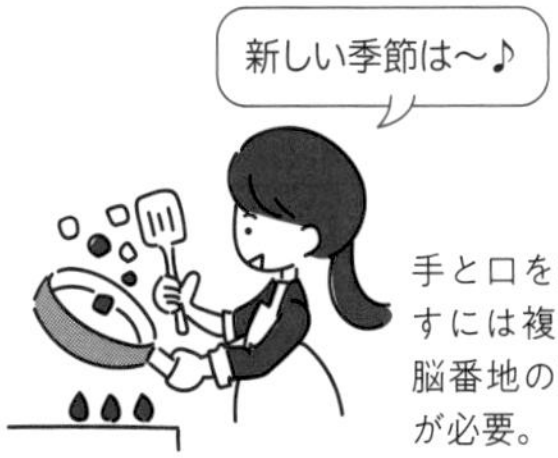
新しい季節は～♪

手と口を動かすには複数の脳番地の連携が必要。

スケジュールの把握

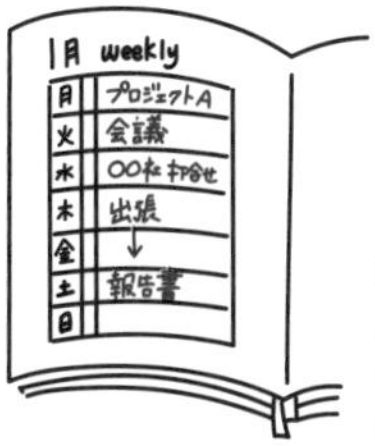
1月 weekly
月 プロジェクトA
火 会議
水 ○○社 打合せ
木 出張
金
土 報告書
日

進行度合いなどにより変わるタスクの優先順位を常に把握する。

週間単位などで把握しましょう。締切や進行度合いによってタスクの優先順位が変わるため、日々のToDoリストだけでは次第に混乱が生じます。手帳やスマホのアプリに記録して、見える化することが大切です。マルチタスクが苦手な人は、同時に行うタスクの数を4つくらいまでにしておくと、コントロールしやすいでしょう。

KEYWORD

マルチタスク……複数のタスクを同時進行、もしくは短時間で切り替えながら数多く行うこと。

悩みの正体 11

計画がいつも破綻してしまうのはなぜでしょうか？

POINT

時間の見積もりが正確にできていない

バッファを設けて計画を立てる訓練をする

計画が破綻《はたん》してしまうのは、バッファ、つまり余裕のある計画を立てていないからです。

例えば「この仕事を3日で仕上げてほしい」と要求された場合に、「手持ちの作業を詰めれば3日でできるけど、本当は5日かかる」と算段して、「5日間はみてほしい」と返事をしたとします。これは、どこを縮めればバッファをつくれるか、という思考ができている証拠です。こうした見積もりを一切せずにそのまま受けてしまう人は、作業時間の見積もりや、作業をこなす経験値があるか否か、短縮できる部分はどこか、といったことが考えられていません。そのため、引き受けたスケジュールを実行するための行動を頭のなかに描けていないのです。

また、**お人よしの人も計画が破綻しやすい**傾向にあります。人からの誘いを断れず、その場ですぐに引き受けてしまうからです。誘いを受けたら「ちょっと待って」と自分の計画を見て、何か後ろにずらせるものはないかなど、優先順位を決めればよいのですが、そうした感覚を持ち合わせていないのです。

計画を破綻させないためには、「期日までに終わらせなければいけない」という思考回路をつくることが大切です。私の母は、「○○をしていないけれども大丈夫か」とよく心配する人だったため、私は子どものころから、やるべきことだけは期日までに終わらせる習慣が身につきました。

お答えしましょう！

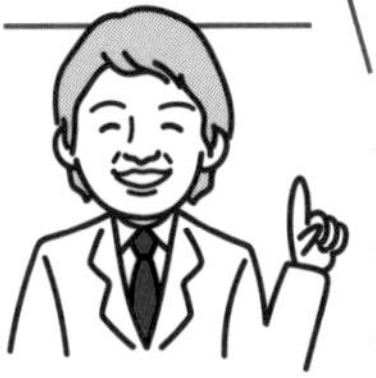

余裕のある計画を立てられていません。優先順位や期限を決めて計画を立てましょう。

■ 計画を破綻させない思考回路をつくる

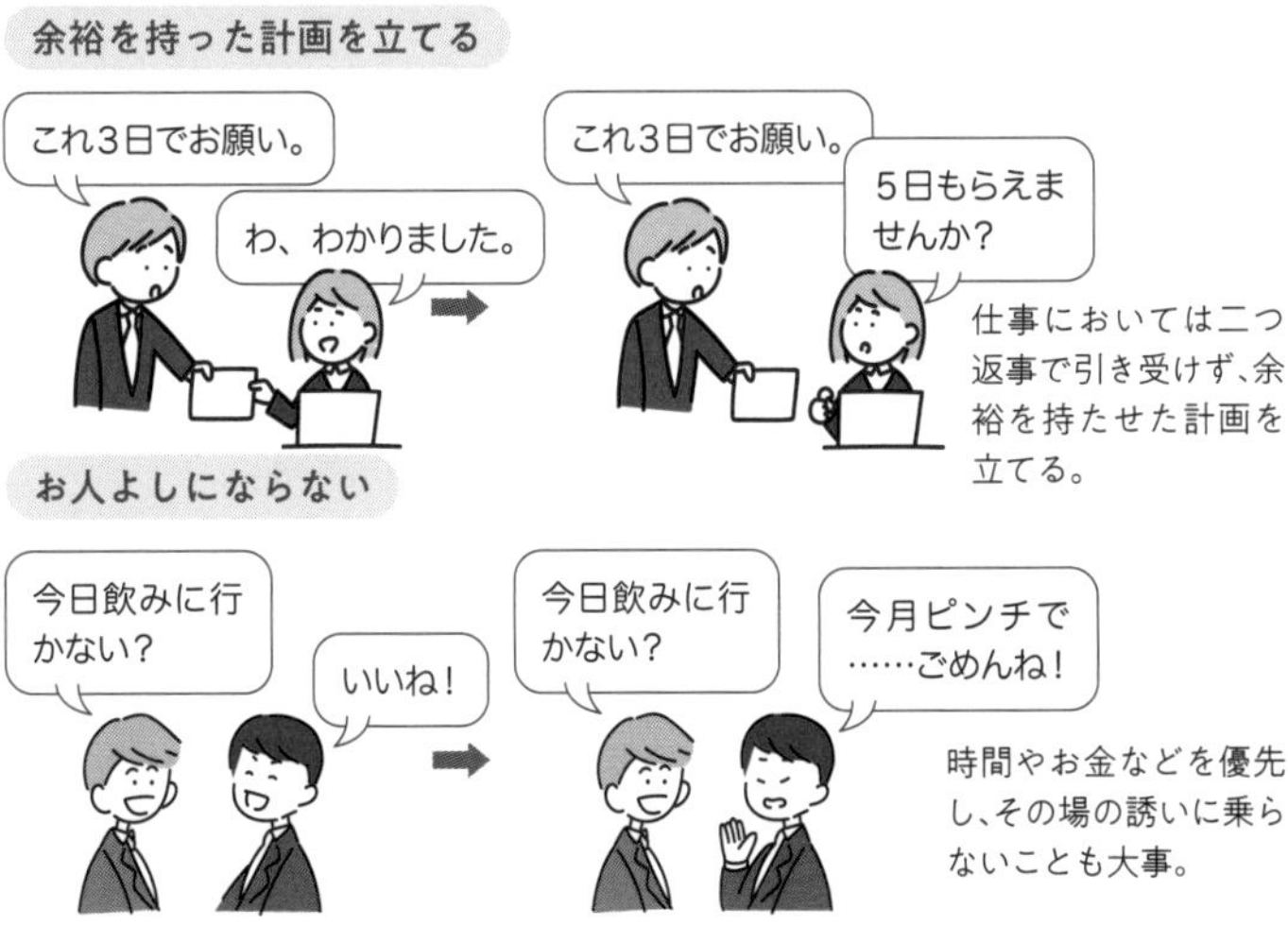

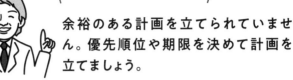

余裕を持った計画を立てる
これ3日でお願い。
わ、わかりました。
これ3日でお願い。
5日もらえませんか？
仕事においては二つ返事で引き受けず、余裕を持たせた計画を立てる。
お人よしにならない
今日飲みに行かない？
いいね！
今日飲みに行かない？
今月ピンチで……ごめんね！
時間やお金などを優先し、その場の誘いに乗らないことも大事。

「ADHD（注意欠陥・多動性障害）」の傾向のある人は特に、計画の破綻が起こりやすい特徴があります。予定を分単位レベルで緻密にする必要はありませんが、自分の計画を完了させるためにはどうすべきか、と意識することはとても重要です。優先順位や期限を明確に決めることで、人の脳はそこに向かって行動できるようになるのです。

KEYWORD

ADHD（注意欠陥・多動性障害）……脳の特性で発達障害のひとつ。不注意や衝動性などの特徴がある。

悩みの正体

12

損ばかりしていると感じる思考から、どう抜け出せばよいですか？

POINT

自分の得だと思えることを把握して行動する

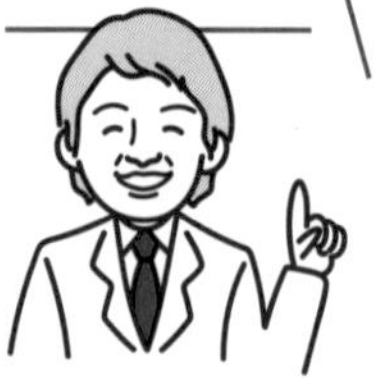

お答えしましょう！

自分にとっての「得」を見つけて、思考の悪循環から抜け出しましょう。

■ 自分が得られるものを考える

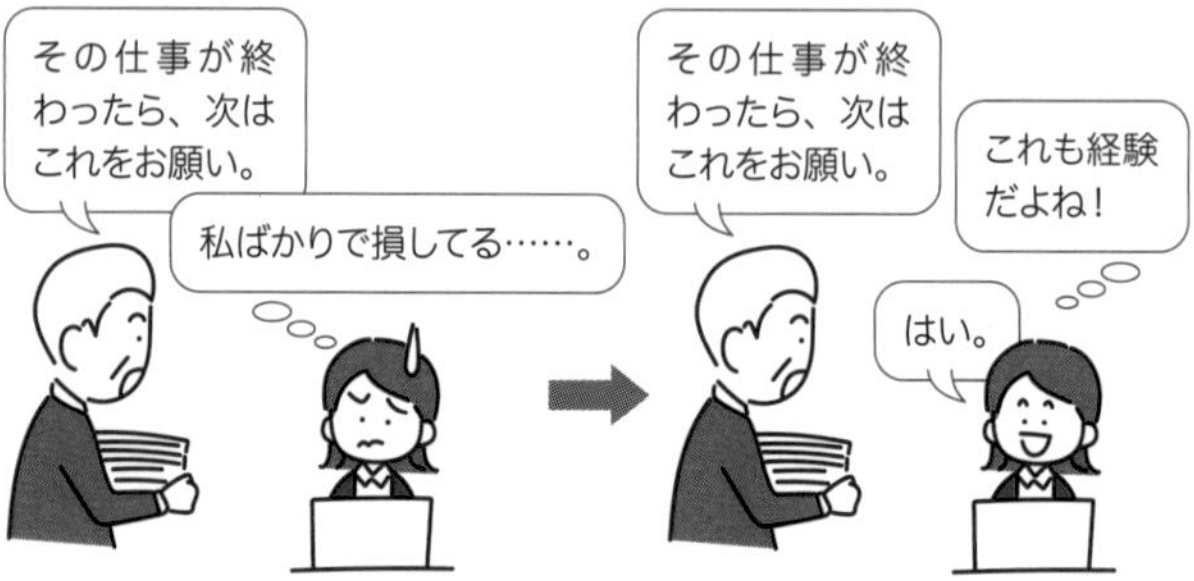
その仕事が終わったら、次はこれをお願い。
私ばかりで損してる……。
その仕事が終わったら、次はこれをお願い。
これも経験だよね！
はい。

仕事において「損」を感じているとやる気がなくなり、思考が負のループに陥る。自分が得られるものについて考えよう。

自分にとっての「得」は自分で見つけるもの

会社員の場合、同じ時間働いていても、ほかの人より自分のほうが仕事量が多い場合、自分は損をしていると感じることがあるのではないでしょうか。私も20代のころ、人の3倍くらい働いて、自分だけが損をしているように感じていました。いろいろな経験をして、しばしばトラブルや不運に見舞われることもあり、理不尽だと感じたことも。

損だと感じることは脳にとっ

■ 物事の見方を意識的に変える

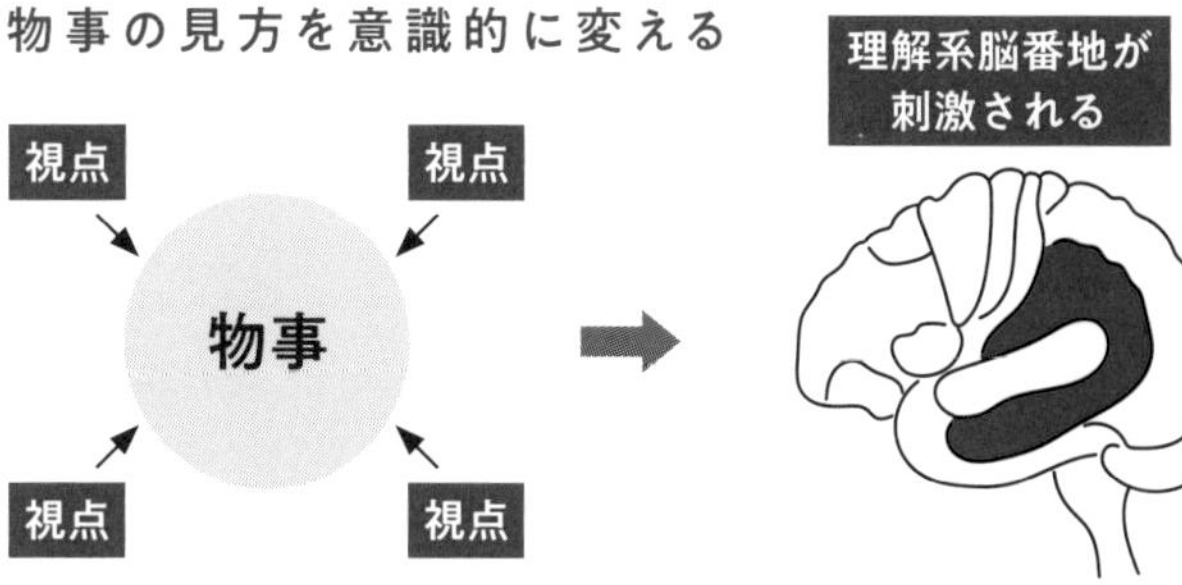

物事の見方を変えることは理解系脳番地を刺激し、負のループに陥った思考から抜け出しやすくする。

てマイナスなことで、みるみるうちにやる気がなくなり、負のループから抜け出せなくなってしまいます。そんなネガティブ思考に囚われることこそ、一番の損でしょう。

仕事において「損をしている」と感じるときは、その仕事を通じて自分が得られるものを考えましょう。そもそも、「得になる」と思えることは、自分自身でつくり出すもので、考えるべきはお金の損得ではありません。特に会社勤めの場合、仕事の成果がすぐに給料に反映されることは稀《まれ》です。だからこそ、**この仕事で自分が得られるものは何かを、できるだけ多くリストアップしてみましょう。**

そうやって自分にとっての得を決めて仕事をすると、やればやるほど得を感じる思考サイクルに変わっていき、いつの間にかほかの人とは違う能力が身についていたり、今までなかった潜在能力（内に潜む能力）が生まれていたりするはずです。

このように、物事の見方を変えることは理解系脳番地を刺激します。まずは「小さな得」を探していくことから始めると、「損をしている」という思考の悪循環から抜け出せるのではないでしょうか。

悩みの正体

13

メディアの情報に流されないための、よい対策はありますか？

POINT

デジタルデトックスで五感を研ぎ澄ます

情報から距離を置いて冷静になる

情報過多な世の中では、ネガティブな情報を極力、脳に取り込まないことが重要です。

例えば、好きな芸能人へのアンチコメントなどを見て、落ち込んだり腹を立てたりすることもあるでしょう。これは、他者の意見を客観的に見ることができていない証拠です。ネガティブな情報は見る意味がありませんから、見ないようにすることが一番よいです。それができない場合は、**情報を客観的に捉えるためのルールをつくり、それに則った情報とのつき合い方へ変える**必要があります。

さらにおすすめしたいのは、「**デジタルデトックス**」です。まずは家に1日スマホを置いて出かけてみたり、それに慣れたら定期的にＳＮＳ断ちをしてみたりと、メディアとの距離を取ってみましょう。すると、**自分の五感が研ぎ澄まされ、画面以外の世界に目を向けられます**。その結果、不必要な情報を取り込まず、排除できるようになるでしょう。

そもそも、日本は海外と比べて情報規制が少なく、子どもに悪影響になり得る情報の規制レベルも緩いです。アルコール飲料のテレビＣＭを例に挙げると、日本には25歳未満の人をモデルに使ってはいけないなどの自主基準はありますが、海外では飲酒場面を放送することを禁じていたり、そもそもアルコール飲料のＣＭを放送することが禁じられていたりと、厳しい規制を設けている国が多くあります。国家レベルの情報規制が少ない分、**日本では国民一人ひと**

お答えしましょう!

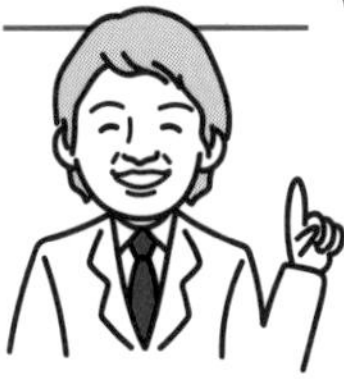

まずはメディアと距離を置き、画面の外の世界と触れ合うことが大切です。

■ 情報に流されないための対策

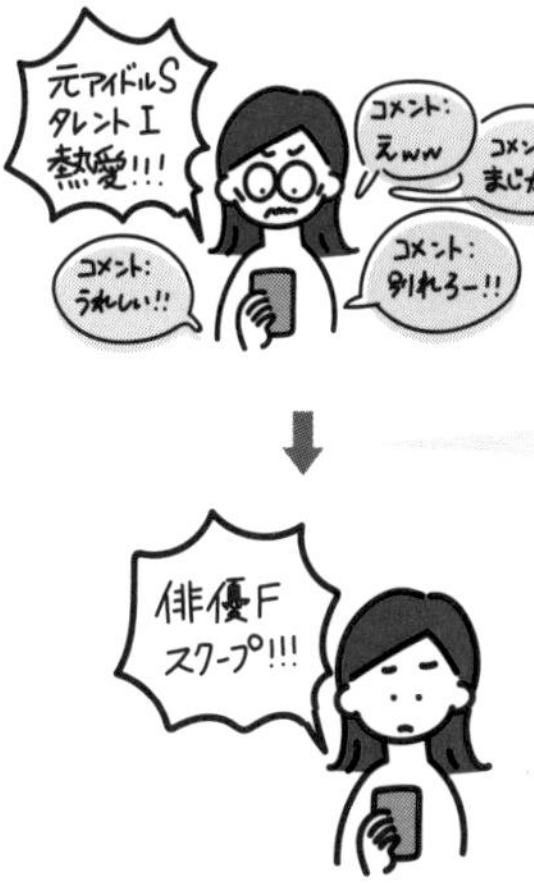

元アイドルS
タレントI
熱愛!!!
コメント:
えwww
コメント:
まじか…
コメント:
うれしい!!
コメント:
別れろー!!
俳優F
スクープ!!!

①デジタルデトックスをする
一定期間スマホやパソコンに触れるのをやめ、情報から距離を置く。

②画面の外の世界に目を向ける
自然に触れたり、人との会話を楽しんだりする。

りが情報を取捨選択していく必要があるのです。

特に近年のSNSなどはレコメンド機能で情報が次々に入ってくるため、情報の取捨選択をする間もなく釘づけにされてしまいます。その中毒性に負けず、情報を自分の感性で捉える力を養うことが大切なのです。

KEYWORD
デジタルデトックス……一定期間、デジタル機器に触れないこと。脳の使い方が変わり、入眠のしやすさや集中力が向上する。

悩みの正体
14
多数決を取ると周囲の意見に合わせたくなってしまうのは、なぜですか？

POINT
バイアスがかかって皆と同じ意見に合わせがちになる

同調性バイアスがかかり多数派に流されやすい

多数決で周囲の意見に流されてしまうのには、「バイアス」（80ページ）が関係しています。

例えば、女性が1人しかいない状況で「代表を女性と男性のどちらにするか」という話し合いをすると、男性が多数いるという環境によるバイアスがかかり、女性を代表とすることへの支持が下がることがあります。多数意見が常に正しいわけではなく、多くの人が気づきにくいような意見が出たら、少数意見であっても無視せずに検討することが重要です。

物事を多角的に見る能力を鍛えるには、理解系や思考系の脳番地を使って自分と反対の意見を深く理解し、比較して考えてみることがおすすめ。また、年齢や性別などが異なる人の意見を聞くことも有効的です。そうした練習を普段からしておけば、周囲の意見に偏らず、最も適切なものは何かを考える力が養われていきます。

また、大人数で話し合うと、**右脳の感情系脳番地のはたらきが強くなり、周囲と同じ行動を取りがちになります。**これを「同調性バイアス」といいます。左脳の感情系脳番地を使って自己感情を保ち、自分の意見を投じるには勇気がいります。そして、多数意見に対してなぜ少数意見のほうが適切なのか、論理立てて説明しなければなりません。思考系脳番地を使って冷静さと集中力をキープするという、高度な脳のはたらきが必要となります。

自分の意見が少数派の状況で正しく脳を使うには、「最も適

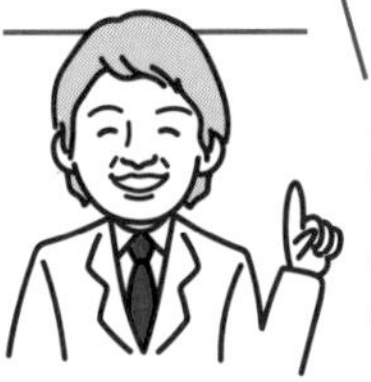

お答えしましょう！

同調性バイアスにより、周囲の人の意見に同調してしまいがちになるからです。

■ 多数決の場面で正しく脳を使うコツ

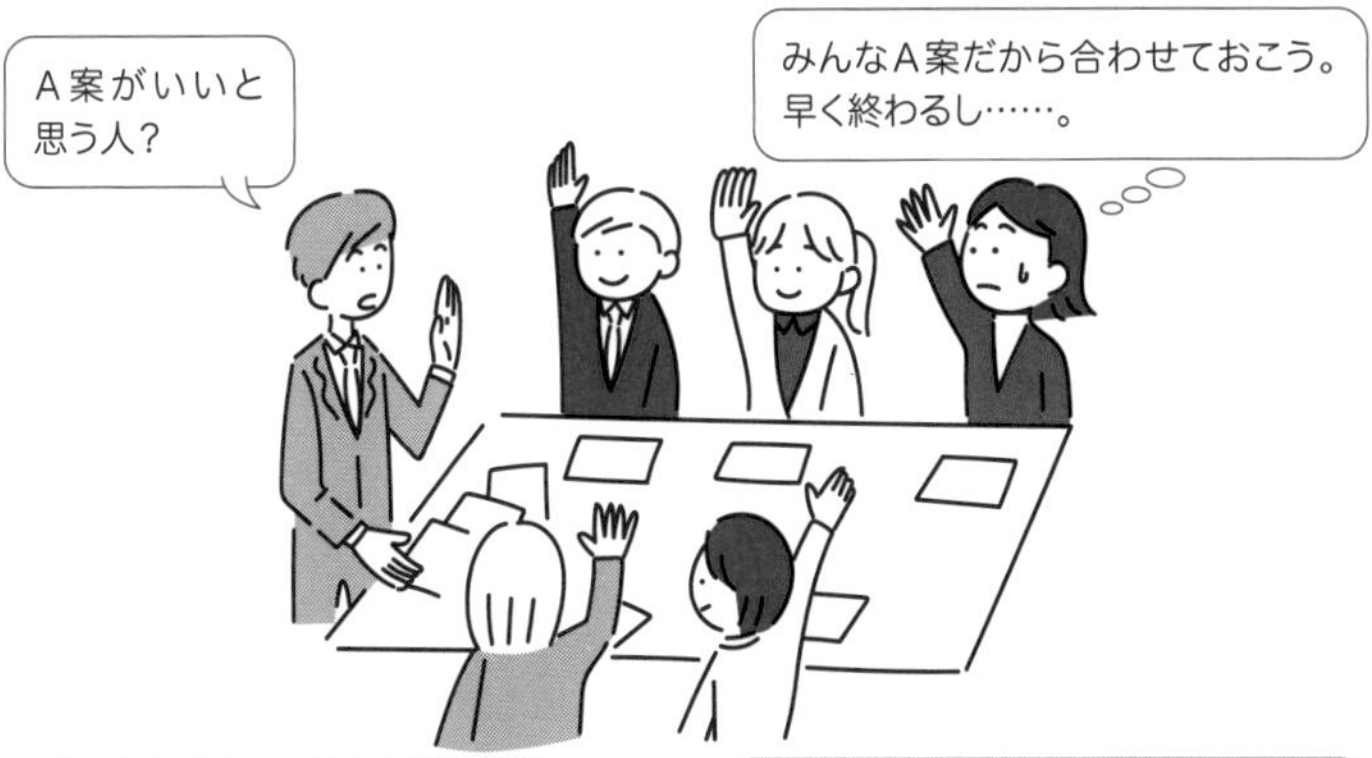
A案がいいと思う人？
みんなA案だから合わせておこう。早く終わるし……。

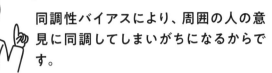

多数決では周囲または多数派の意見に流されやすい。 → 「最も適切な結論を出す」ことを目的に、物事を考える。

切な結論を出す」という明確な目的を持つことが大切です。脳は目的があると思考系脳番地がはたらくようになり、それを達成するための思考回路ができます。さらに、伝達系脳番地を使って話し合いの参加者に同じ目的を共有しておくことができれば、皆が脳をはたらかせて、有意義な議論ができるようになるでしょう。

KEYWORD

同調性バイアス……周囲の人に合わせた行動を取ってしまうこと。

COLUMN

脳の休息には質のよい睡眠を取ることが重要

睡眠時間は短すぎても長すぎてもよくない

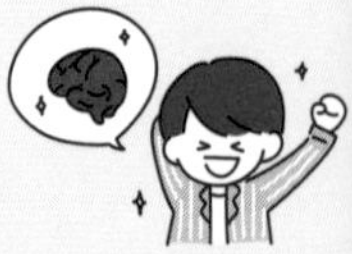

昼間使った脳を休ませるには、質のよい睡眠を取ることが重要です。**睡眠の質をよくするには、8時間ほどの睡眠時間、かつ深い眠りであるノンレム睡眠**（56ページ）**の時間を十分にとること**が求められます。

まず睡眠時間は短くても長くてもよくありません。睡眠時間が6時間を切ると、さまざまな病気を発症する確率が高くなります。一方、常に9〜10時間以上寝ていると、長期の生存率が下がるという研究結果が出ているのです。そのため、睡眠時間は8時間程度が適切となります。

また、ノンレム睡眠は、眠りの深さが「N1」「N2」「N3」に分類され、数字が大きくなるほど深い眠りを表します。最も深い眠りであるN3睡眠中には脳の老廃物を排出したり、昼間の記憶を整理して脳に定着させたりすることから、N3睡眠を十分にとることが特に重要です。睡眠時間が8時間の場合、N3睡眠がその20％（1時間半ほど）に達すれば十分といえます。N3睡眠を十分にとるには、適度な運動習慣を持つことや就寝の2〜3時間前に入浴を済ませて体温を高めることが効果的です。また、日中に活動をする人ならば23時前には就寝することが理想的でしょう。

第 4 章

デキる人の脳は何が違うのですか？

皆さんの周囲にも、「あの人はデキる人だなぁ……！」と感じさせる人がいるのではないでしょうか。人とのかかわり方の上手な人や能力の高い人は、どのような脳の使い方をしているのでしょうか。デキる人の脳のしくみや使い方からヒントを得ましょう。

脳の発達の特徴 1

交渉上手な人の脳には、どのような特徴がありますか?

POINT
相手の情報を聞き出すことが重要

公平な結論を見いだす適切な情報共有

交渉上手な人の脳の特徴は「話の流れをつくり出せる」ことです。話の流れをつくり出すには次の2つが重要です。

ひとつめは**情報を聞き出す能力**です。交渉とは相手が存在するものなので、相互の適切な情報共有が欠かせません。しかし、相手が有利になるために情報の一部を隠したり曖昧にしたりする場合がほとんどです。相手の話に違和感があれば、気になる箇所を伝え、自分の疑義をただしてもらうようにすると、それが相手の情報をすべて聞き出すことにつながります。そのためには、思考系脳番地を使って相手の出方を待つ忍耐力や、伝達系脳番地を使って自分の意見を伝える力、相手の発言の流れを正確に覚えておく記憶力が欠かせません。同時に相手の理解系・記憶系脳番地にもアプローチできれば、おのずと情報を引き出しやすくなります。

2つめは**自分と相手の立場を公平にする**こと。交渉成立には相手の納得を得る必要があり、それには相手からの信頼が欠かせません。双方の意見を同じ土俵に乗せ、自分にとって不都合な事実も取り上げることが信頼獲得につながります。自分の利益ばかり優先しようとすれば、信頼は簡単に失われるでしょう。相手から情報を聞き出しつつ信頼関係を高めることができれば、相手のニーズに沿ったかたちで交渉を進めることができます。**自分が得するためだけに話を進めると信頼獲得にもつながりませんから、双方が得をする結論を見極めましょう。**

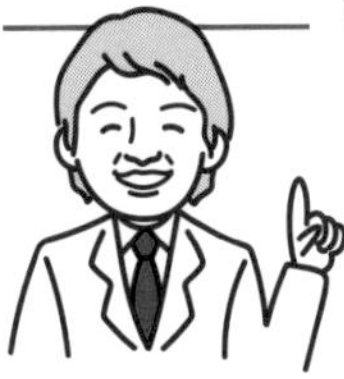

お答えしましょう！

思考系・伝達系・記憶系脳番地をはたらかせつつ、Win-Winになれる結論へ導いています。

■ 交渉のポイント

まずは適切な情報共有を行い、納得してもらう。

自分にとって不都合な事実も取り上げると信頼獲得につながる。

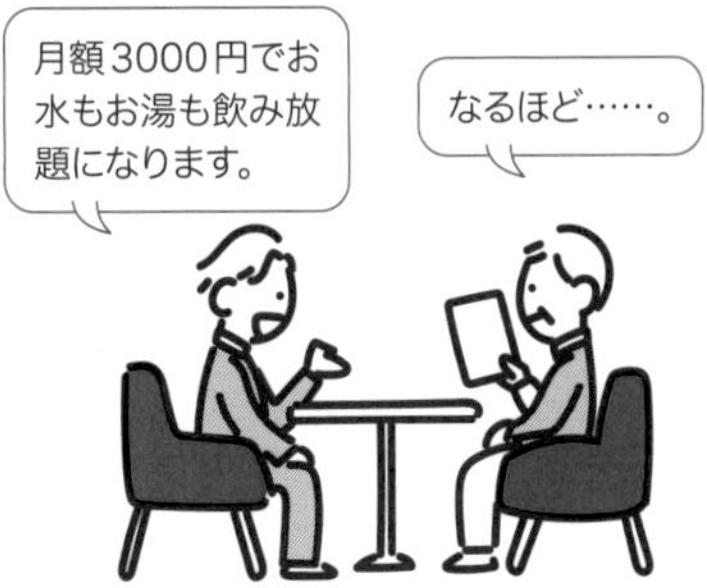
月額3000円でお水もお湯も飲み放題になります。
なるほど……。

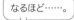

↓

相手の情報をすべて聞き出す。

相手の出方を待つ忍耐力や自分の意見を伝える力、記憶力などが必要。

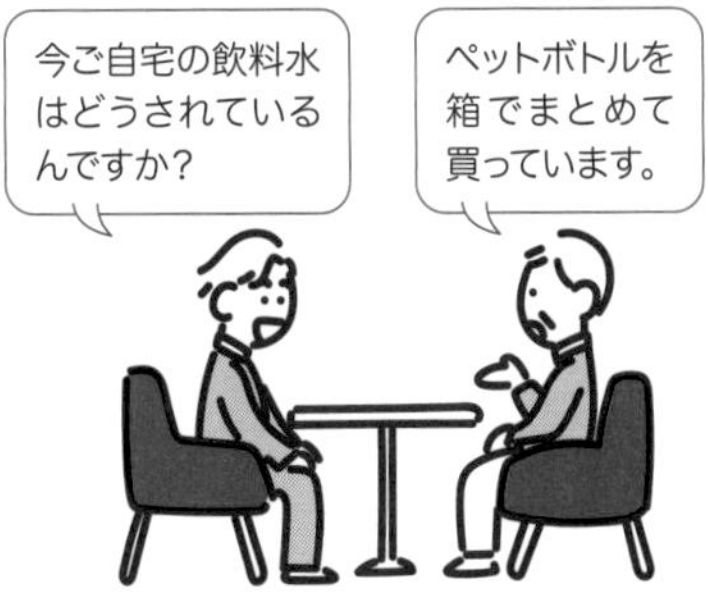
今ご自宅の飲料水はどうされているんですか？
ペットボトルを箱でまとめて買っています。

↓

倫理観を保ちつつ、Win-Winの関係になるような結論へ導く。

これができないと、自分の主張だけを一方的に押し付けて相手に強引に条件をのませるなど、不適切な交渉になる。

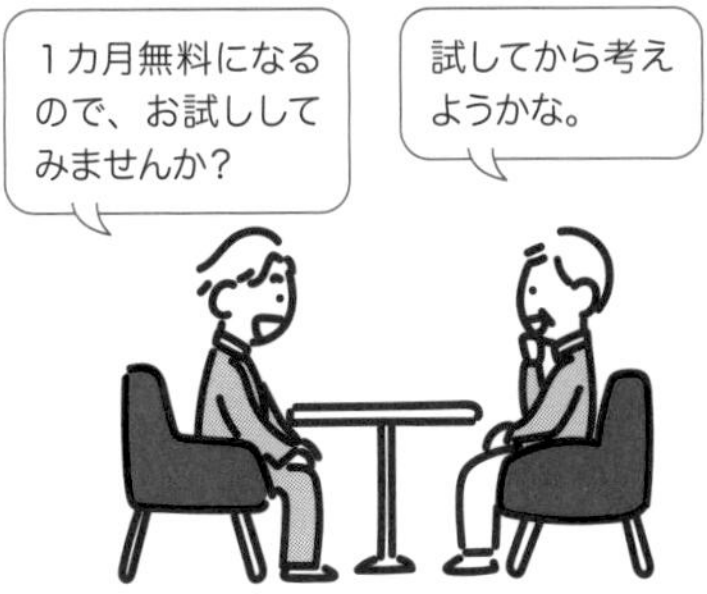
1カ月無料になるので、お試ししてみませんか？
試してから考えようかな。

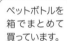

記憶力がよい人の脳は、何が違うのですか？

POINT
記憶は数種類あり、誰にでも得意・不得意がある

記憶の種類によってかかわる脳番地が異なる

記憶力にはさまざまな脳番地がかかわります（100ページ）。例えば、ダンスの振りつけをすぐに覚えられる人は運動系脳番地が、耳から聞いたことを忘れにくい人は聴覚系脳番地が、図がすぐ頭に入る人は視覚系脳番地が強いといえます。

ほかにも、経験にもとづく「**エピソード記憶**」と呼ばれる記憶は海馬を通じて管理されるとともに、理解系、思考系、伝達系などの脳番地がかかわります。裁縫の仕方や楽器の演奏など「**手続き記憶**」（運動記憶）と呼ばれる記憶には、運動系脳番地と小脳や脳の深部にある大脳基底核が関与します。情報を処理しながら保持される「**作業記憶**」（ワーキングメモリ）は、映像系ワーキングメモリは主に右脳の視覚系・理解系・記憶系・思考系脳番地、言語系ワーキングメモリは主に左脳の理解系・聴覚系・記憶系・思考系脳番地によって遂行されます。

ちなみに、エピソード記憶を管理する海馬は時系列に沿って記憶する特徴があるため、認知症などで海馬のはたらきが低下してしまうと、新しいエピソードを記憶できなくなったり、保持している記憶がいつのことかわからなくなったりします。

このように、記憶力といってもさまざまな種類があり、そのすべてに強い人は多くありません。**自分の得意な記憶を見つけ、それを活かせる場面では十分に発揮し、苦手な記憶は周囲の人やデジタルの力を借りて補うことで、より活躍の幅を広げることができる**でしょう。

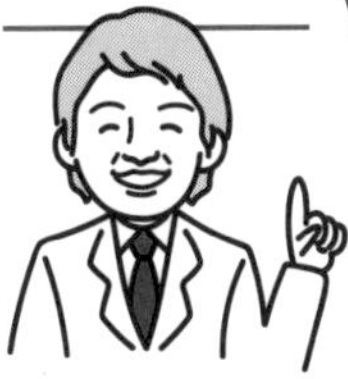

お答えしましょう！

自分の「得意な記憶」と「苦手な記憶」を見つけて、それを活かして活躍しています。

■ 記憶の種類と得意なことの例

エピソード記憶

個人的な出来事や経験に関する記憶。長期記憶として残る。

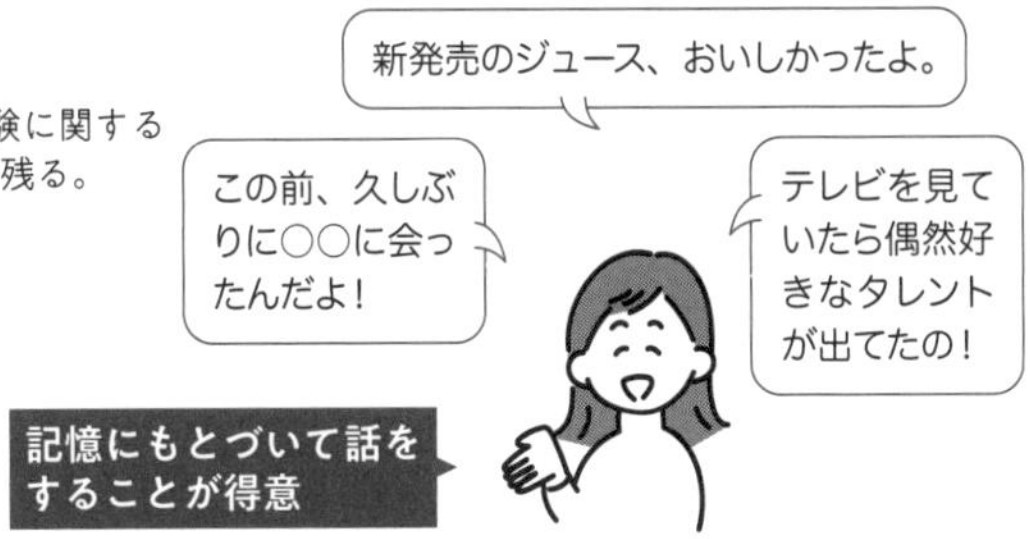
新発売のジュース、おいしかったよ。
この前、久しぶりに○○に会ったんだよ！
テレビを見ていたら偶然好きなタレントが出てたの！
記憶にもとづいて話をすることが得意

手続き記憶（運動記憶）

同じことを繰り返して身体で覚えた記憶。一度記憶すると無意識的に再現でき、長期記憶として残る。

自転車の乗り方などを覚えることが得意

作業記憶（ワーキングメモリ）

家事や仕事などで作業する際に必要な情報として一時的に保たれた記憶。覚えてもすぐに忘れる短期記憶や時間が経っても覚えている長期記憶とは異なり、必要に応じた期間保持される。

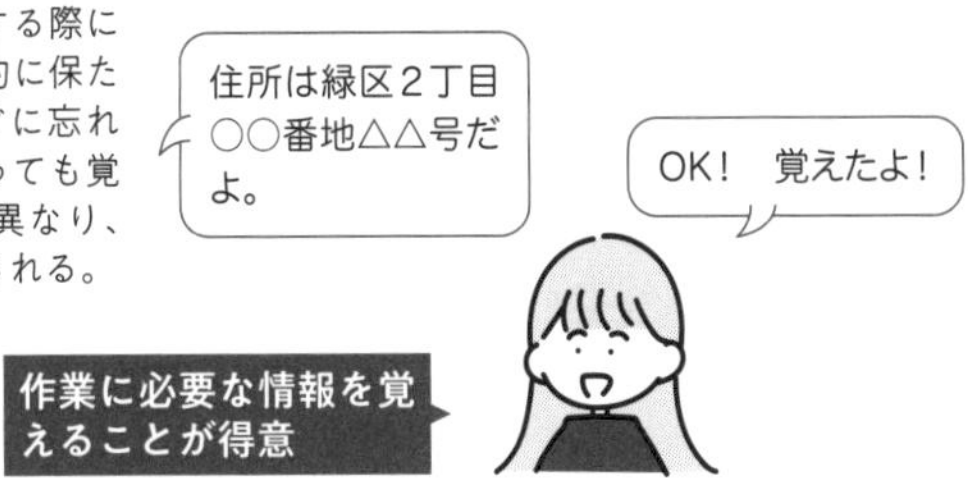
住所は緑区２丁目○○番地△△号だよ。
OK！　覚えたよ！
作業に必要な情報を覚えることが得意

リーダーシップのある人はどんな脳をしていますか？

お答えしましょう!

傾聴や情報処理、状況判断などを適切に行うために、幅広い脳番地が連携しています。

■リーダーシップのある人の脳

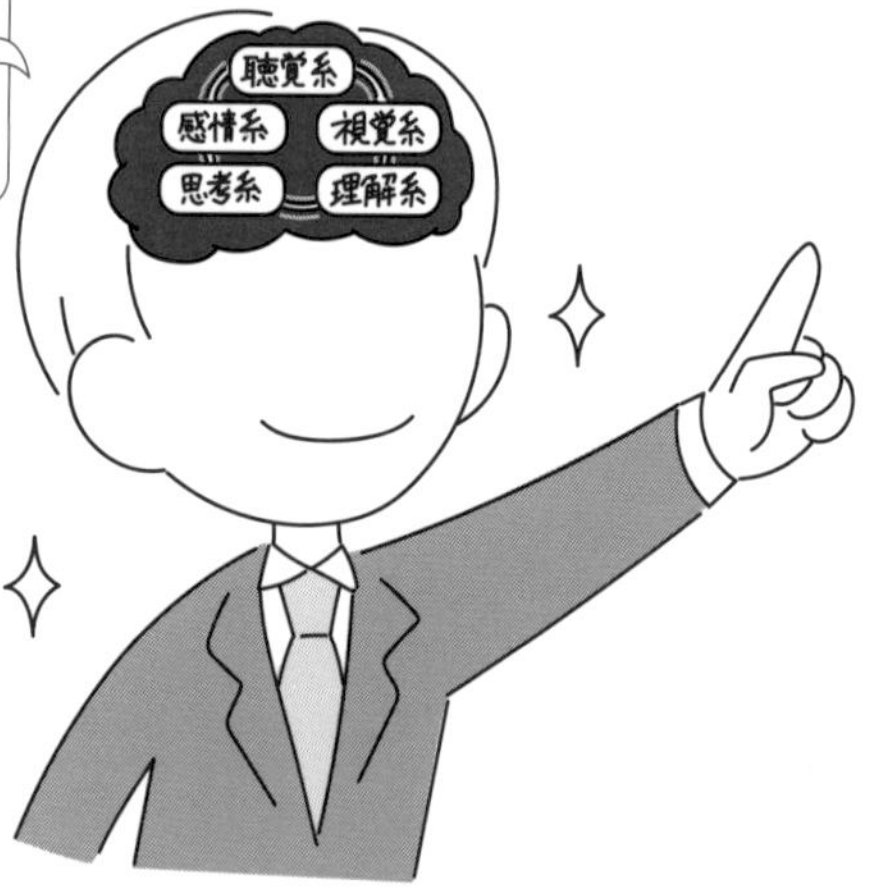
5つの脳番地がバランスよく発達し、しっかり連携している。
聴覚系
感情系
視覚系
思考系
理解系

POINT
幅広い脳番地が発達し、連携ができている

的確な判断力と端的に伝える力が重要

リーダーシップのある人は、各脳番地がバランスよく発達しています。

リーダーシップの基本は、聴覚系脳番地を使って人の言葉に耳を傾けることです。一方的な主張や事前にまとめた論理では人の心は動きません。人々の意見をよく聞き、それを踏まえた解決策を提示することや、理解系脳番地を使いこなし、周囲の状況を把握してその場に適した状況判断をすることで、人々の

■リーダーシップに必要な能力・適性

人の言葉に耳を傾けて受け止める	人の意見を踏まえた解決策を提示する	周囲の状況を把握してその場に適した判断をする
聞き取りやすい声で話す	正義にもとづいた思想を持つ	包容力がある

↓

脳の発達に加え、こうした要素がリーダーに求められる

支持を得られます。このような「情報処理プロセス」を実現するには、聴覚系・視覚系・理解系・思考系・感情系と幅広い脳番地の連携が必要です。

　また、「相手の記憶に残りやすい話し方」も大切です。そのためには、まず声の聞き取りやすさが重要になります。聞き取りにくい声は良し悪しの判断がつきませんし、興味を持たれない可能性さえあるからです。聞きやすい声に加え、**「短いセンテンス」「平易な言葉」「正しい順序」で端的に伝える能力**が求められます。それには伝達系に加えて思考系脳番地のはたらきも不可欠です。

　これら「周囲の意見や状況を的確に捉える」「頭に入りやすい話し方ができる」という点のほかに、正義にもとづいた思想や根性、包容力も重要となります。各脳番地のバランスのよい発達に加えて、これらの能力と適性を兼ね備えた人物がリーダーシップを発揮して人々を牽引できるのです。

KEYWORD
情報処理プロセス……情報を自分に関係する情報として認識し、記憶するまでの経緯。

脳の発達の特徴

4

論理的な思考が得意な人は、どんな脳をしていますか？

理由を追い求めることで論理的な思考を鍛える

論理的な思考ができる人とは、伝達系脳番地を使って常に「なぜか」と自問自答し、思考系・理解系脳番地を駆使して結論を出せる人です。何事にも原因と結果がありますが、不条理でも見過ごされることや、多数派の意見が正義だと判断されることがあります。そこで流されるのは、他人のつくった情報や感情に同調し、論理的に考えることをやめているからです。

実は、**すべての人の脳に、論理的な思考で物事を考えようとする素質があります**。同時に、非論理的、つまり直感や感情で考えようとする素質もあります。直感的に疑問を持つことや感情的になることは、論理的思考のきっかけをつくります。疑問に感じたらそれを放置せず、情報を収集し、事実関係を一つひとつ結びつけていきましょう。

論理的な思考は、**事実にもとづいて「なぜか」と理由を絶えず追い求める習慣を持ち、そうした見方・考え方を日ごろから実践する**ことで鍛えられます。また、読書や他人の意見を聞くなどして自分の意見と比較し、情報の扱い方や考え方に気づくことも、論理的な思考力を鍛えるのに有効です。

複雑化した現代社会では、フェイクニュースを見破る、AIやビッグデータを使いこなす、グローバルな視点を持つなど、多くの場面で論理的な思考が必要になります。どんな場面においても論理的思考ができるように意識しておくとよいでしょう。

POINT

すべての人が、論理的に考える素質を持っている

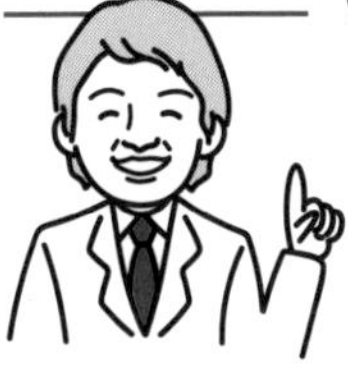

お答えしましょう!

習慣的に「なぜか」と理由を追い求めることで、論理的な思考を鍛えています。

■ 論理的な思考のプロセス

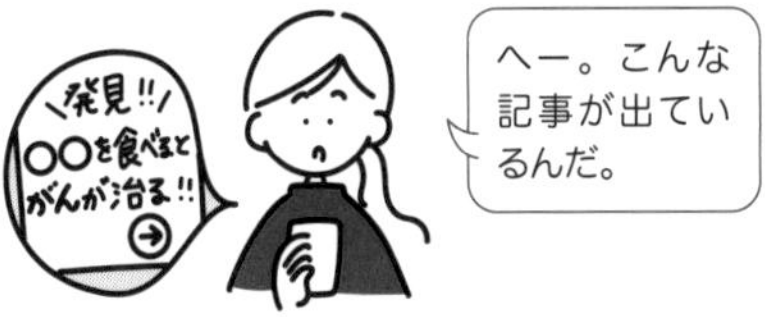

発見!!
○○を食べるとがんが治る!!
へー。こんな記事が出ているんだ。

情報を得る

新しい情報を得た際に、すべてを鵜呑みにしない。得た情報を多方面から考え、疑ってみる。

○○をたくさん食べると死亡リスクが低下する可能性が……。
○○に含まれる栄養素が乳がんの発生を抑える可能性が……。

関連情報を集める

本や新聞を読んだり、他者の意見を聞くなどして、新しい情報に関連する情報を集める。

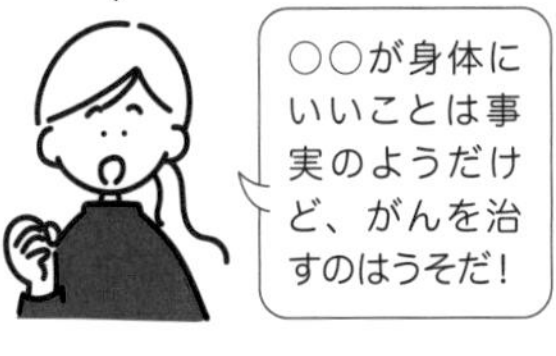

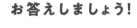

○○が身体にいいことは事実のようだけど、がんを治すのはうそだ!

自分なりの結論を出す

集めた情報から論理的に考えて自分で結論を出すことで、ひとつの情報に振り回されくなる。

フェイクニュースを見破ったり、AIを使いこなしたりする際にも論理的な思考が不可欠

KEYWORD

フェイクニュース…… メディアや個人のブログ・SNSなどに掲載されている、事実ではない記事のこと。デマ。根拠のない噂。

多言語を操る人の脳にはどのような特徴がありますか？

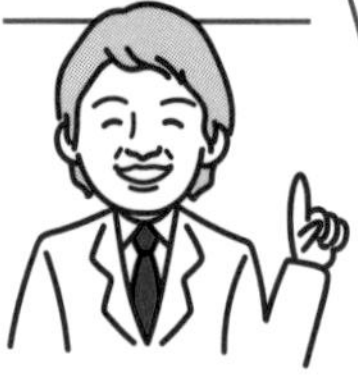

お答えしましょう！

聴覚系や記憶系・理解系・伝達系・感情系脳番地が発達しています。

■ 多言語を操る人の脳の特徴

●左脳と右脳の聴覚系脳番地が発達している
➡発音を聞き分けることが必要。

●言語を司る左脳側の記憶系・理解系の脳番地が強い
➡新しい言語や語彙を覚えるために、記憶力や言語理解力が必要。

●伝達系・感情系脳番地を使ったコミュニケーション能力が高い
➡多言語を操る際には、多民族との交流が不可欠。

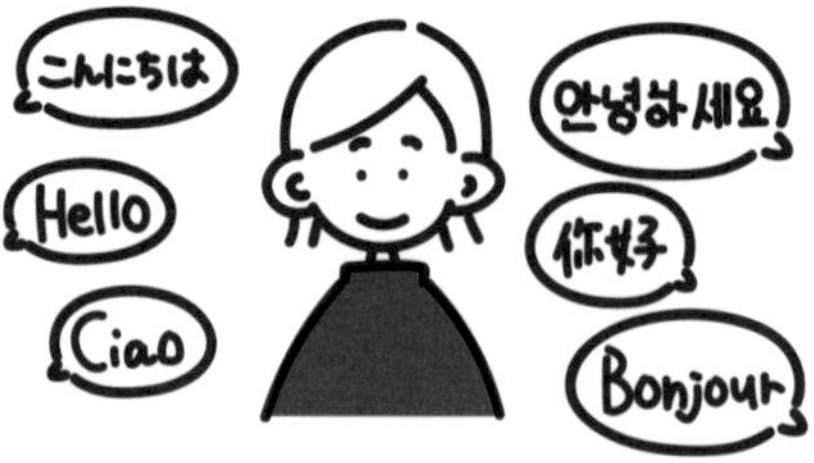

聴覚系脳番地が発達していると、発音の聞き分けができる。

多言語を操る際には「母国語」が大切

多言語を操る人の脳の特徴として、発音の違いを聞き分けるための**左脳と右脳の聴覚系脳番地の発達**が挙げられます。新しい言語や語彙を覚えるには記憶力や言語理解力も欠かせないため、言語を司る左脳側の記憶系・理解系の脳番地が強いことも必要です。また、必然的に多民族と交流することになるため、**伝達系・感情系脳番地を使ったコミュニケーション能力**の高さも必要になります。

POINT

母国語と外国語では脳番地内の異なる場所を使っている

■ 母国語は外国語を理解するベース

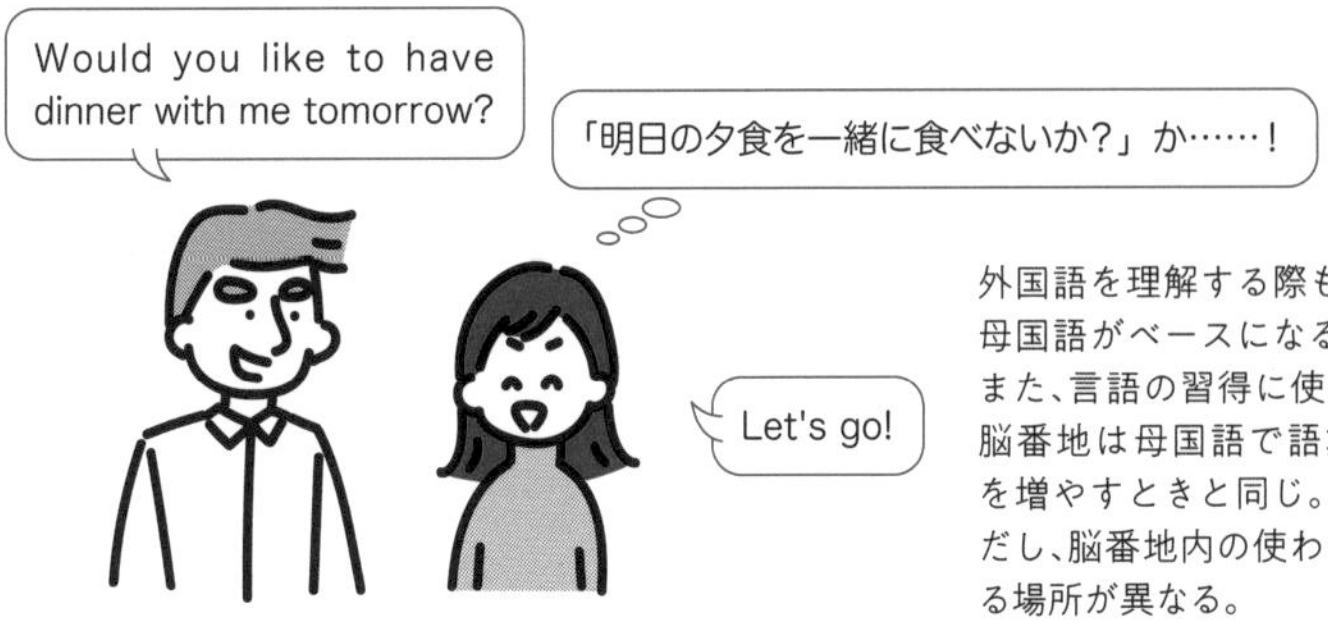
Would you like to have dinner with me tomorrow?
「明日の夕食を一緒に食べないか?」か……!
Let's go!

外国語を理解する際も、母国語がベースになる。また、言語の習得に使う脳番地は母国語で語彙を増やすときと同じ。ただし、脳番地内の使われる場所が異なる。

一方で、母国語の語彙力を高めておくことも大切です。**外国語の習得には言葉の理解力が必要ですが、母国語がその理解力のベースになる**からです。外国語を習得する際は母国語で語彙を増やすときと同じ脳番地を使うため、特別な脳番地を使う必要はない一方で、母国語と外国語とでは、脳番地のなかの使われる場所が違うといわれています。

また、表意文字か表音文字かでも脳番地のはたらきに違いがあります。表意文字である漢字を使う日本語や中国語では、言語脳である左脳に加えて、イメージ脳である右脳の記憶系脳番地も活発にはたらきます。一方、表音文字であるアルファベットを使う英語やフランス語では、左脳が優位にはたらきやすいとされています。ただし、どの言語も流暢に話したり、「プロソディ(韻律)」を変えたりする場合には右脳の役割が重要と考えられています。

KEYWORD
プロソディ(韻律)……言語におけるアクセントやイントネーション、音の強弱など、音に関する特徴の総称のこと。

COLUMN

旅行をすると脳によい**刺激**を与えられる

同じ環境にいると使う脳番地に偏りが出る

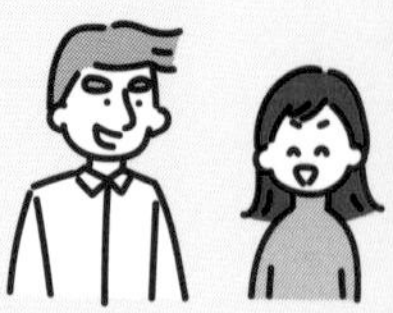

脳は外部環境に大きく影響を受ける器官です。そのため、旅行などでいつもと違う環境下で過ごすことは、日々の仕事や生活でのストレスを軽減し、脳にもよい影響を与えます。

例えば海外へ行くと、公共施設で流れるアナウンスや案内板、人との会話は現地の言葉に変わります。そのとき脳では、普段母国語を使っているときとは別の脳番地がはたらくのです。ほかにも、旅行先で予期せぬトラブルに対処したり、毎日のルーティンが変わったりすることで、**普段あまり使わない脳番地の出番が必然的に増えます**。

また、旅行の体験自体が脳にエピソード記憶を増やし、記憶力自体を高めるよい効果があります。荷物のパッキングや旅行の計画を立てることでは理解系・思考系脳番地を、よい景色を見ることでは視覚系脳番地を、川のせせらぎを聞くことでは聴覚系脳番地を刺激することができます。異国の地のマーケットや建築物など、普段はあまり触れることのない文化や環境に身を置くことも、感情系脳番地に刺激を与えます。

長年同じ職場に勤めている人や家で過ごす時間が長い人には、脳のリフレッシュに旅行がおすすめです。

第 5 章

AIに負けない脳のつくり方、教えてください!

AIを活用したさまざまなサービスや技術によって、将来は人間の仕事の多くがAIに奪われてしまう——そんなこともいわれています。しかし、人間の脳というのはAIにはない特徴と無限大の可能性を秘めています。AIに負けない脳をつくっていきましょう。

新しいアイデアを生むためには何が必要ですか？

POINT
イメージ情報を処理する右脳を意識する

お答えしましょう！

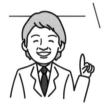

右脳の視覚系や理解系の脳番地を鍛え、アイデアを生み出すことを意識しましょう。

■ ものと文字から得られる情報

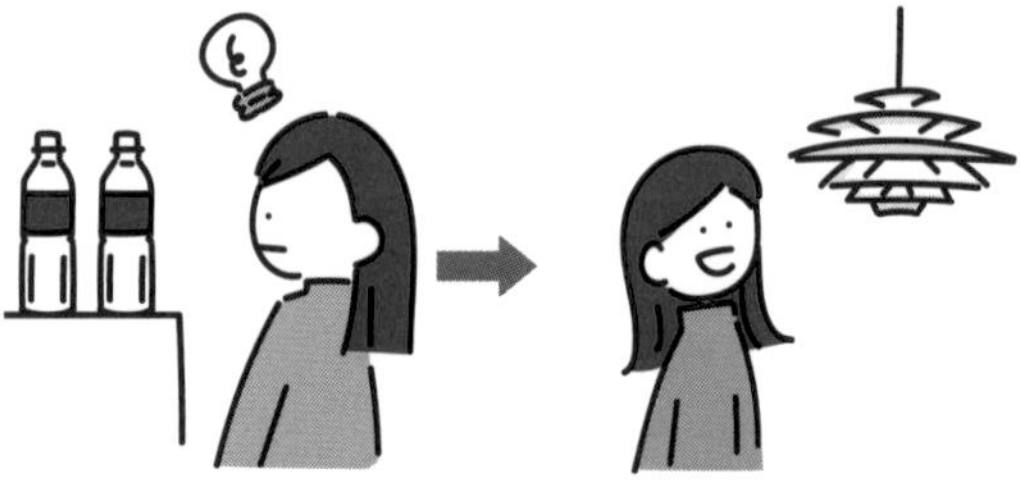

形あるものが持つ意味には多様性があり、見る人によってさまざまなものへと変化させることができる。

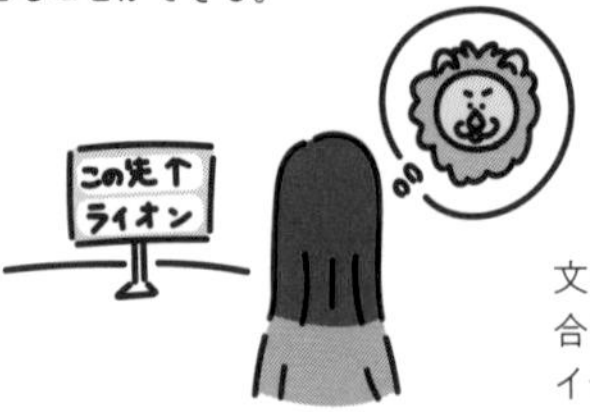

文字は文字どおりの意味合いしか持たず、多様なアイデアは生まれにくい。

右脳を鍛え、常にアイデア出しを意識する

創造的であるためには、**情報の持つ「意味の多様性」に注目する**ことが大切です。右脳系の情報か、左脳系の情報かで意味の多様性の有無が異なります。

右脳系の情報、つまり形あるものが持つ意味には、多様性があります。例えば「ペットボトル」は飲料を入れる容器ですが、ペットボトルを集めてオブジェをつくれば芸術になり、もとのペットボトルとは別の意味合いを持ちます。一方、左脳系

■アイデアを生みやすくする脳の鍛え方

右脳の視覚系・理解系脳番地を鍛える

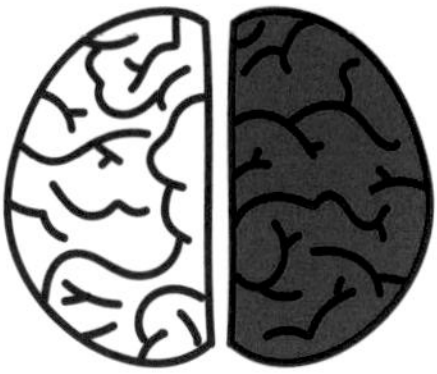

・視覚的な情報を集める
・物事の多様性（ダイバーシティ）を考える
・常に「クリエイティブでありたい」ということを意識する

↓

脳はクリエイティブなはたらきをしようとする

の情報、つまり言葉は、ほかの言葉と組み合わせてようやく多様性が生まれるため、限定的で多様性が少ないといえます。例えば、「ライオン」という言葉で指すものは固有名詞を除けば、動物のライオン以外にはありません。

人物から得られる情報も、右脳系の視覚情報と、左脳系の言語情報とでは差が出ます。人の服装や振る舞いは仕事とプライベートで変わる人が多いですが、名前や生年月日といった情報は変わりません。人という実体のほうが意味合いはフレキシブルで、アイデアが生まれやすいため、いろいろな人と対面で会うことはアイデアを生み出すマインドが強化されます。

アイデアを生みやすくするためには、右脳の視覚系・理解系脳番地を鍛えることです。視覚的な情報を多く集めたり、視覚的な情報を活用する経験を積んだりするとよいでしょう。さらに大事なのは、「クリエイティブでありたい」という気持ちを持つことです。アイデアは、自然に浮かんでくるものではありません。アイデアを生み出そうと意識すると、脳もクリエイティブであろうとはたらき出すのです。

人の脳の創造性

2

臨機応変に対応するためのトレーニングを教えてください！

POINT

周囲の状況を意識したり、すぐ行動したりする訓練を行う

危機意識を持ち即行動できる練習をする

臨機応変に対応するためには、次の3つの能力を鍛えることを意識しましょう。

ひとつめは「**危険察知能力**」です。危険察知能力を養うには知識と経験が必要なため、経験を伴う潜在的な危機意識を持つ訓練が有効です。私は幼いころ、祖父と船でよく海に出ていました。海に出る際はわくわくしましたが、同時に、命を守る行動が求められる張り詰めた環境でもあり、この経験は常に危機意識を持つ訓練になりました。このように、登山やロッククライミング、釣りなど、冒険を感じられるような趣味の時間をつくることが、危険察知能力の向上には役立ちます。

2つめはわずかな状況の変化を捉える「**微小変化観察能力**」です。動体視力を鍛えることは、微小変化観察能力の向上に役立ちます。先の海の例でいえば、数分単位で状況が変わりますし、キャンプをする人は山の天気の変わりようを肌で感じるでしょう。自然の変化を体感して即座に対応することは、臨機応変な思考の形成に役立ちます。対象物や対象となる区域を決めて定点観測して追跡することも訓練になります。

3つめは「**即時型実行能力**」です。瞬時に対応を求められる場面においては、「猶予型実行能力」や「秀才型実行能力」だけでは、臨機応変に対処するには不十分です。行動しながら周囲を見て素早く状況を把握し、判断し実行する能力がなければ、臨機応変に動くことは難しいです。

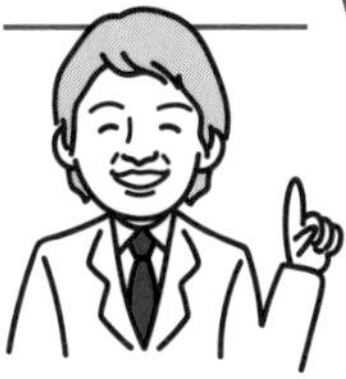

お答えしましょう!

「危険察知能力」「微小変化観察能力」「即時型実行能力」を鍛えましょう。

■ 臨機応変に対応するためのトレーニング

危険察知能力を養う

登山や釣りなど冒険を感じられるような趣味の時間をつくると、危険察知能力を鍛えられる。

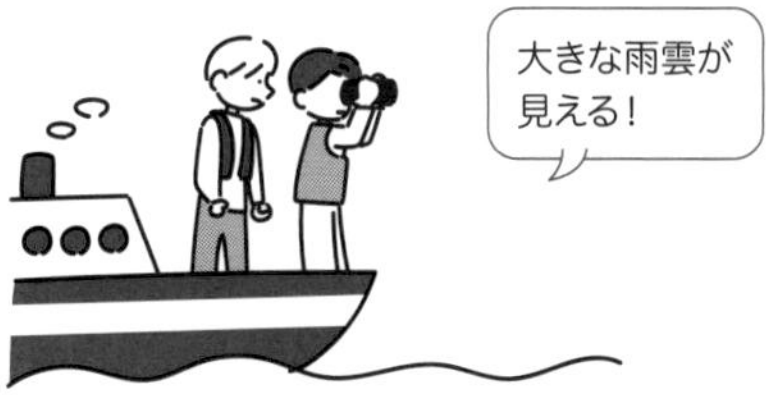
大きな雨雲が見える!

微小変化観察能力を養う

動体視力を鍛えることで微小変化観察能力の向上に役立つ。また、対象の定点観測は視覚記憶を強化できてよい訓練になる。

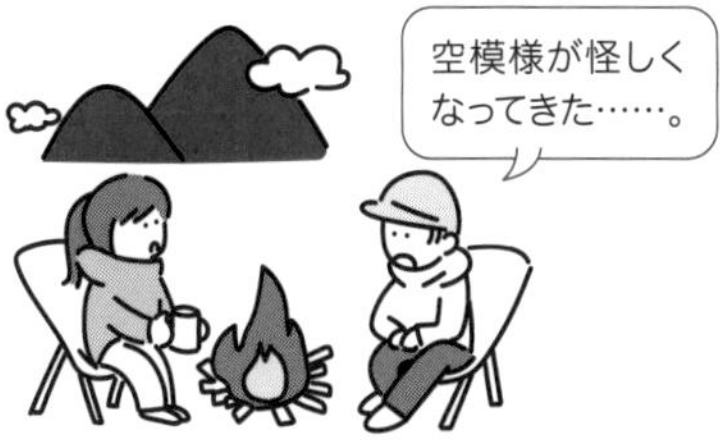
空模様が怪しくなってきた……。

即時型実行能力を養う

自分で行動しつつ、周囲の状況を見ながら判断を繰り返すことで即時型実行能力が向上する。

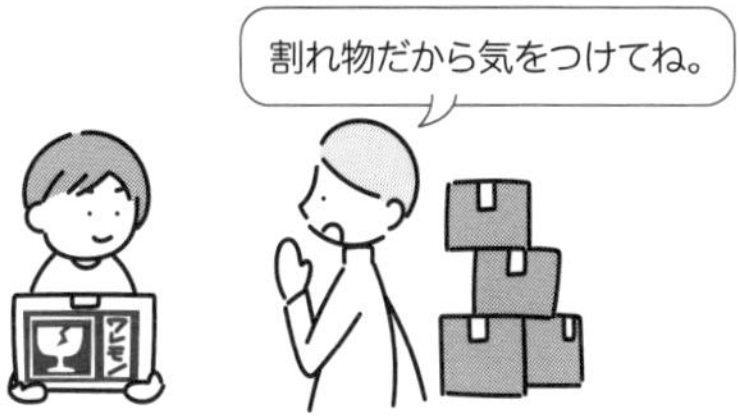
割れ物だから気をつけてね。
ワレモノ

KEYWORD

猶予型実行能力/秀才型実行能力……猶予型実行能力は、時間にゆとりがあるときにのみ実行する能力のこと。秀才型実行能力は、定着している知識が役立つときにのみその実力を出すこと。

共感力を高めるには、何が必要ですか？

共感力の高い人は共通性を探すのが得意

共感は2つに分けられます。

ひとつめは「感情の共感」です。相手の気持ちに共感するには自分以外の人を理解する非言語的な能力が必要なため、右脳の感情系脳番地がはたらきます。2つめは「記憶の共感」です。相手の記憶に共感するには相手と共通する自分の経験や知識を見つけ出し、共通点を認知する必要があります。そこで、理解系・聴覚系・視覚系・伝達系の脳番地を駆使して相手とコミュニケーションを図って情報を引き出し、記憶系脳番地をはたらかせて記憶します。

ある程度の同質類似の記憶があると相互理解が進みやすく、共感しやすくなります。例えば出身地や出身校が同じ人と出会うと、理屈抜きに親近感が湧き、不思議と打ち解けられるものです。年代や国を超えて打ち解けられる人との間には何かしらの共通性があり、**共感力が高い人は共通性をつくり出す力がある人であるともいえます**。相手に親近感を持たれる話題を提供したり、正確にわかりやすく自分の感情を伝えたりすることを心がけるとよいでしょう。

一方、共感力が低い人は右脳の感情系脳番地が弱く、相手に注意が向きません。発達障害のなかでもＡＳＤ（自閉症スペクトラム障害）は他人感情に対して感度が鈍く、ＡＤＨＤ（113ページ）は他人の感情への同調性が一過性に過剰になる傾向にあります。前者は感情の共通性を意識すると共感力が高まり、後者は記憶の共通性を再確認すると共感性の調和を保てます。

POINT
「感情の共感」と「記憶の共感」がある

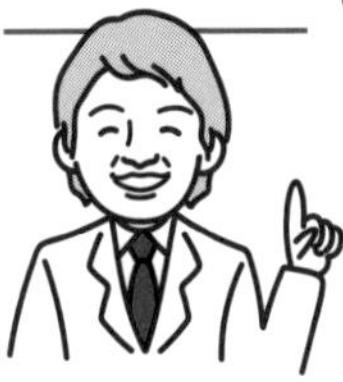

お答えしましょう!

「共通性を見つけ出す」ことを意識しつつ、自分の感情をわかりやすく伝えることを心がけましょう。

■ 2つの共感と脳のはたらき

感情の共感

相手の気持ちに共感するには、非言語的な能力が必要。

↓

右脳の感情系脳番地がはたらく

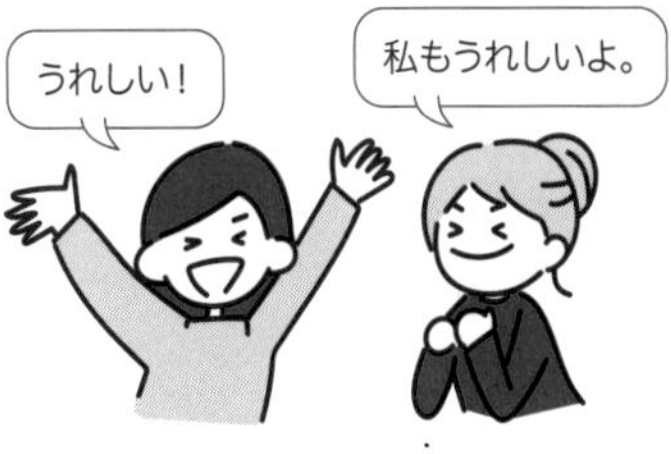

うれしい!
私もうれしいよ。

記憶の共感

自分の記憶から相手との共通点を見つけ出し、共通していることを認識する必要がある。

↓

相手の情報を引き出すために理解系・聴覚系・視覚系・伝達系脳番地がはたらき、それを記憶するために記憶系脳番地がはたらく

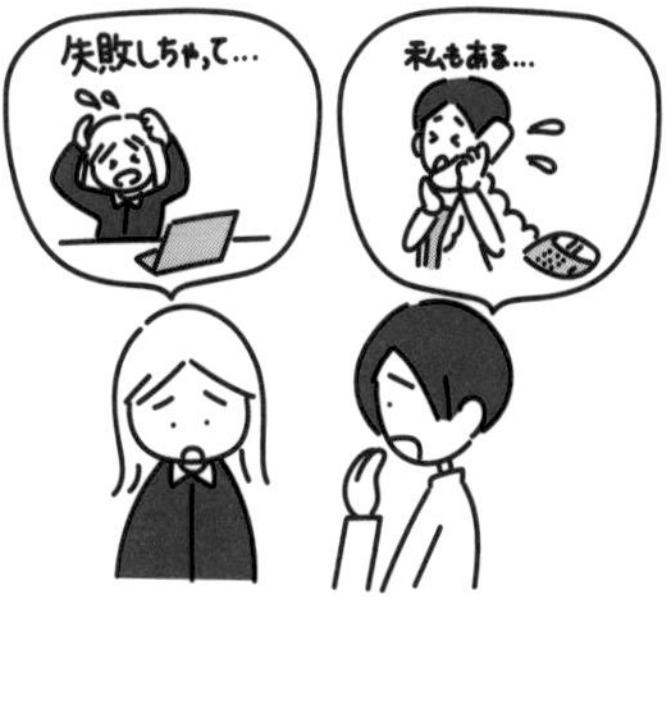

失敗しちゃって…
私もある…

KEYWORD

ASD(自閉症スペクトラム障害) …… 発達障害のひとつ。対人関係が苦手で、行動や興味に強いこだわりを持つという特徴がある。

人の脳の創造性

4

物事を多角的に理解するコツはありますか？

POINT

人の数だけ意見があることを理解する

他者の着眼点もアイデアとして吸収

物事を多角的に理解するには、多くの人に意見を聞くことが近道です。脳の発達の観点から、細部にわたって同じ脳の使い方をする人はいないため、**人の意見を収集することは「事実をさまざまな角度から見る」ことと同義**だからです。例えばある絵画の美しさを表現するにも、「色がきれい」「上品」と捉え方は人それぞれでしょう。それらをカテゴリー別に分けるなどして整理すれば、多面性を的確な言葉で表現できます。

また、主観以外の新たな着眼点を吸収することも大切です。人種や国籍、ジェンダー（LGBTQなど）などの権利擁護の観点からも多様性が重視されていますが、多様性を前提に他者の考えを認識することは、多角的に捉える手がかりになります。さらに、自分と異なる立場の考えを積極的に理解することは思考系脳番地を強化し、理解系脳番地の発達にもつながります。

他者の着眼点を単に「知識」として漫然と聞くだけでは、物事を多角的に捉える力は身につきません。**自分になかった新しい視点を「アイデア」と捉えることで、より幅広い着眼点を得ることができる**でしょう。これらの力はビジネスでも非常に役立ちます。自分の意見を口にする前に、ほかの立場の人はどう考えるか、よりよい意見はないか、と考えることにつながるからです。多角的な考え方を踏まえてベストな意見を述べることで、説得力を高め、思考の見落としを防ぐことができます。

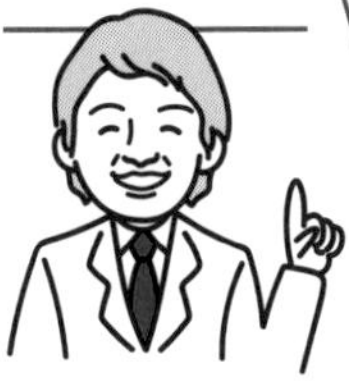

お答えしましょう!

多くの人の意見を聞き、自分になかった視点を「アイデア」として捉えてみましょう。

■ 意見は人の数だけあることを理解する

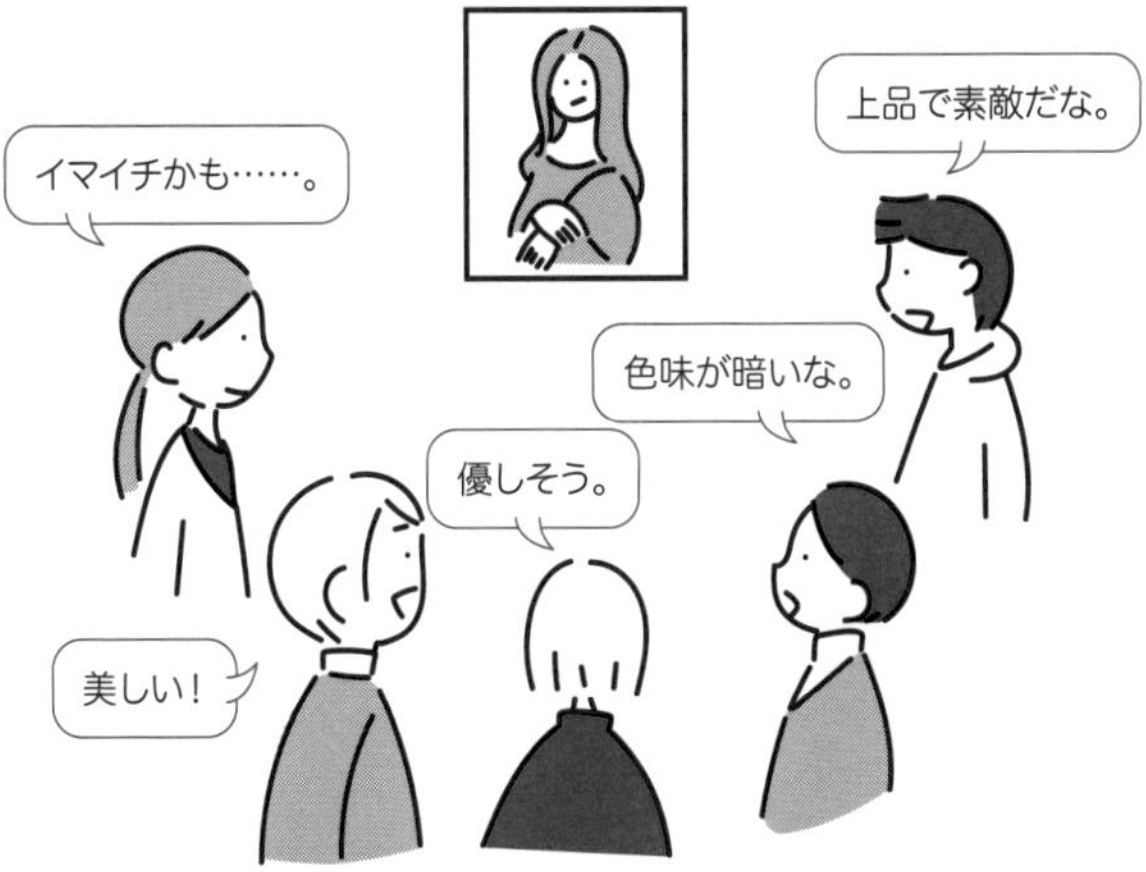
イマイチかも……。
上品で素敵だな。
色味が暗いな。
優しそう。
美しい!

ひとつのことに対してさまざまな意見を集める → 多様性を理解することにつながる

KEYWORD

LGBTQ……セクシュアルマイノリティーの総称。「Lesbian(レズビアン・女性同性愛者)」「Gay(ゲイ・男性同性愛者)」「Bisexual(バイセクシュアル・両性愛者)」「Transgender(トランスジェンダー・生物学的な性別と自認する性別が異なる者)」「Queer/Questioning(クィア/クエスチョニング・性自認や性的指向が定まらない者)」の頭文字を取った言葉。

人の脳の創造性

5

複雑な問題を解決するためにはどんな方法が必要ですか？

POINT

問題点を事実と虚構に分類し、時系列に並べる

事実を時系列に沿って整理する

問題の全体像を的確に捉えるには、まず問題点を事実と虚構に振り分けることが重要です。

物事には必ず理由が存在し、ひとつの問題にも複数の人がかかわり、複数の理由があります。デマやゴシップをいいふらすにも、何かの理由や動機が存在しているはずです。こうして**事実か虚構かで分類していくと、もとの理由や動機を整理する**ることができます。そして例えば、ある問題が5つの理由から生じたとわかったら、そのなかで一番大きい理由は何かを考え、そこから解決の糸口を探っていくとよいでしょう。

複雑な問題を整理するもうひとつの方法は、事実を細かく時系列に並べることです。**「いつ・誰が・何をいった・何をした」という情報を整理する**と、時間軸で一直線に見渡すことができ、問題の起点と展開を理解することにつながります。海馬は時系列に沿って物事を記憶する特性があるため、時系列に整理することはその観点からも有効です。脳のしくみをうまく活用すれば、物事が捉えやすくなり、脳が処理しやすくなります。

複雑な問題を解決することは、特定の優秀な人だけができるわけではなく、脳を上手に使いさえすれば誰にでもできることです。その差は練習量に比例します。複雑に見える問題から目を背けるのではなく、思考系脳番地をはたらかせて根気よく地道に事実関係を整理する練習を重ねることで、どんな問題でも脳が処理できるようになるでしょう。

お答えしましょう!

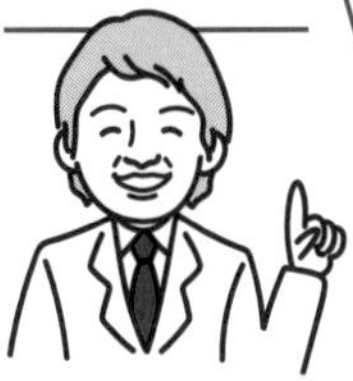

「事実」と「虚構」に振り分けて、事実だけを時系列に整理しましょう。

■ 複雑な問題を解決する2つの方法

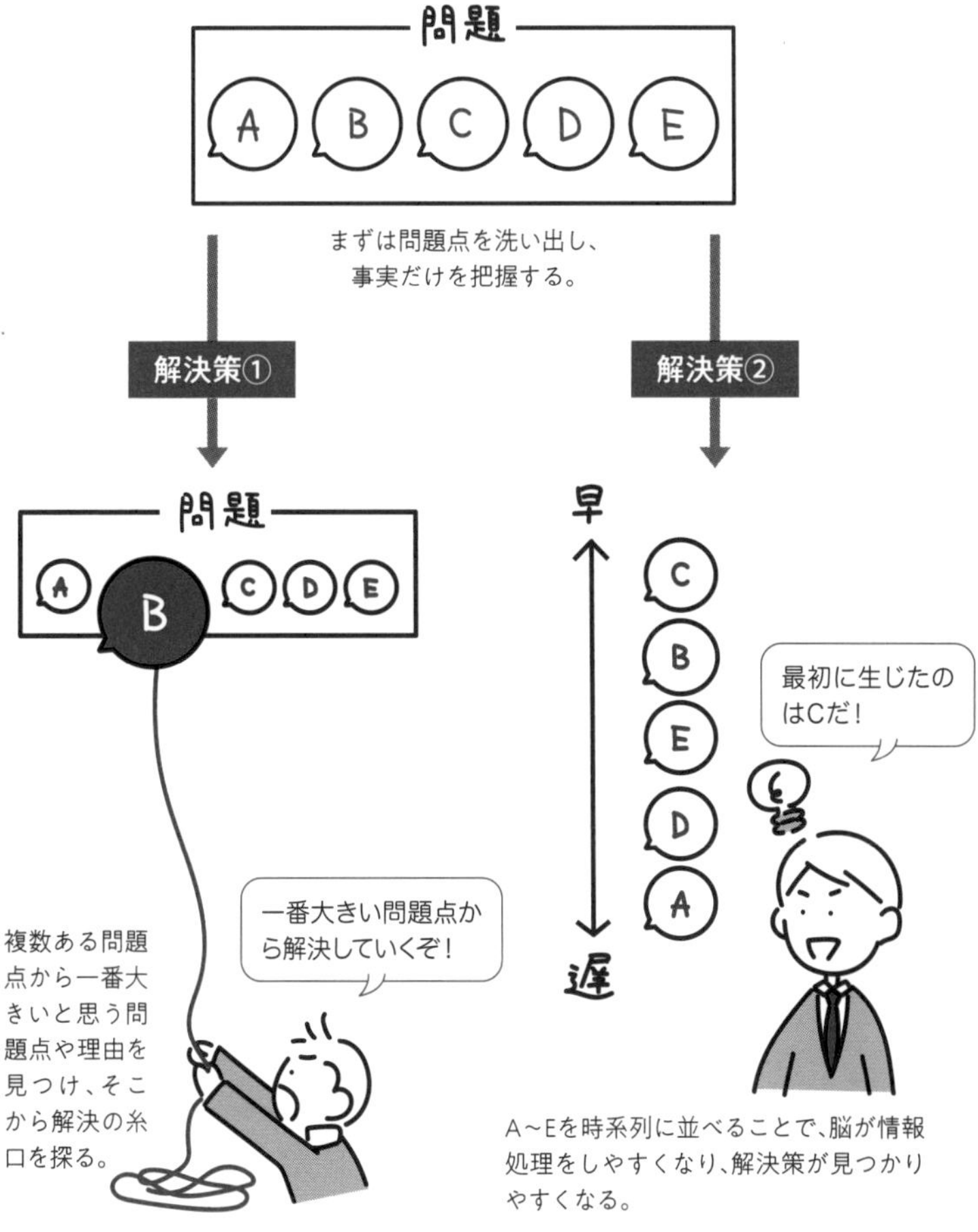

問題
A B C D E
まずは問題点を洗い出し、
事実だけを把握する。
解決策①
解決策②
問題
A B C D E
複数ある問題点から一番大きいと思う問題点や理由を見つけ、そこから解決の糸口を探る。
一番大きい問題点から解決していくぞ!
早
遅
C B E D A
最初に生じたのはCだ!
A～Eを時系列に並べることで、脳が情報処理をしやすくなり、解決策が見つかりやすくなる。

人の脳の創造性
6
戦略を立てるときに必要な能力は何ですか？

POINT
目標達成までの期間を見定め、手順を明確にする

時間と相手を見積もる分析力と共有が必要

戦略を立てるのに最も重要なのは、**戦略にかけられる期間を明確にする**ことです。目標達成時期が数日後なのか、数カ月後、はたまた数年後なのかで、戦略の立て方は大きく変わります。戦略立案をインプット、結果をアウトプットとしたら、両者の間に存在する時間を見積もる理解力、記憶力が非常に大切です。戦略立案から結果までの時間が短ければだいたいの予測は立てられますが、時間が長くなるほど不確定な要素が増し、戦略を多角的かつ綿密に立てる必要が出てきます。

次に、**相手が個人か企業か、国かなどと見積もる分析力**が重要です。企業ならどんな組織なのか、国ならどんな背景や他国との関係があるのか、相手を多角的に把握できなければ、効果的な戦略は立てられません。

最後に、**誰かと一緒に取り組む場合、戦略を共有することが重要**です。目的が大きくなればなるほど、複数の人員で組織として動く必要が出てきます。その際に戦略が正しく共有されないと、メンバーがどう動けばよいかわからなくなり、停滞や破綻を招いてしまうでしょう。

つまり戦略を立てる際は、目的を明確にしてチームで戦略を共有する力と、時間経過と相手の状況に注意を払いながら、事実認知を見誤らないように進める慎重さが求められます。全体を俯瞰し、ときに戦略の微調整を行いながら、目標達成への見通しを意識して、メンバーに的確に途中経過や変更点を伝える必要があるのです。

お答えしましょう!

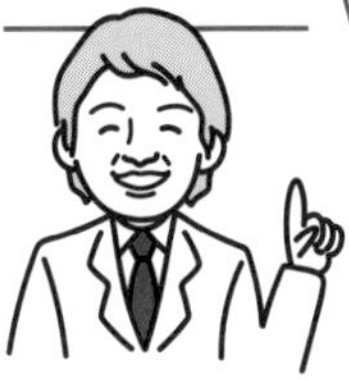

「時間を見積もる力」「相手を見積もる力」「相手との共有」が重要です。

■ 戦略を立てる際に必要な3つの能力

目標達成までの期間を決める

具体的な期間を決めることで、戦略は大きく変わる。また、期間が長くなるほど不確定要素が増えるため、期間を区切るとよい。

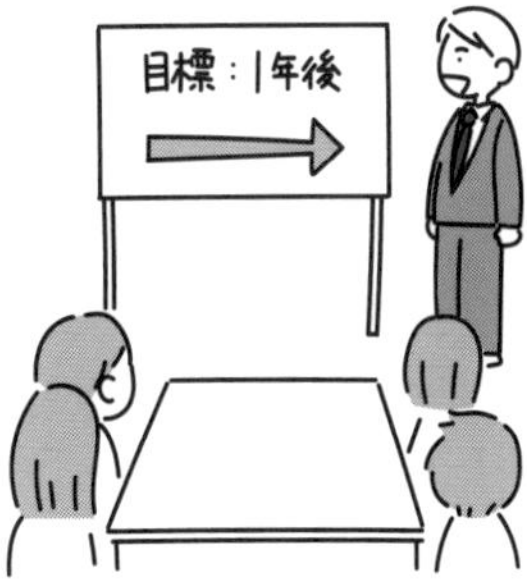

相手を分析する

ビジネスにおいては競合他社や顧客層を分析し、競合他社とは異なる戦略を立て、顧客層に沿ったニーズを見つける。

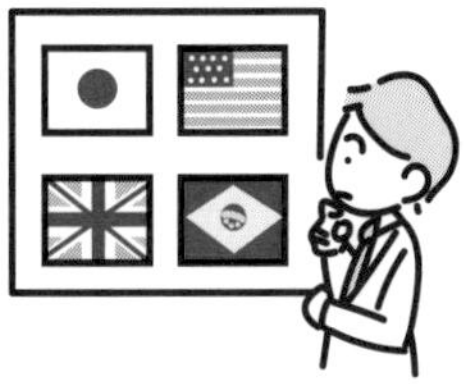

仲間と共有する

チームで戦略を立てる場合は、常に情報共有を図り、メンバーがどのように動けばよいかを明確にする。

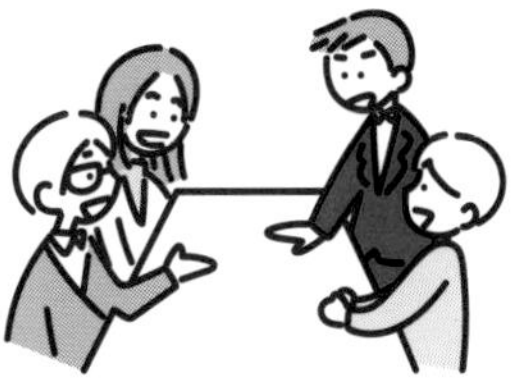

人の脳は、AIで再現できますか？

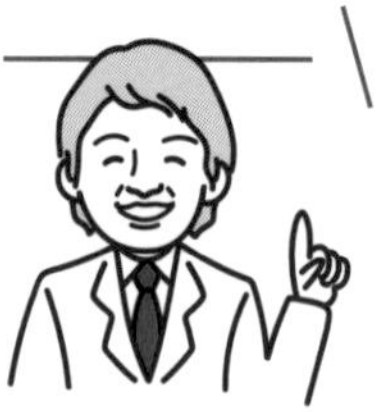

お答えしましょう！

人の脳の解明が途上であるうちは、AIが人の脳に取って代わることは難しいでしょう。

■ AIと人の脳の違い

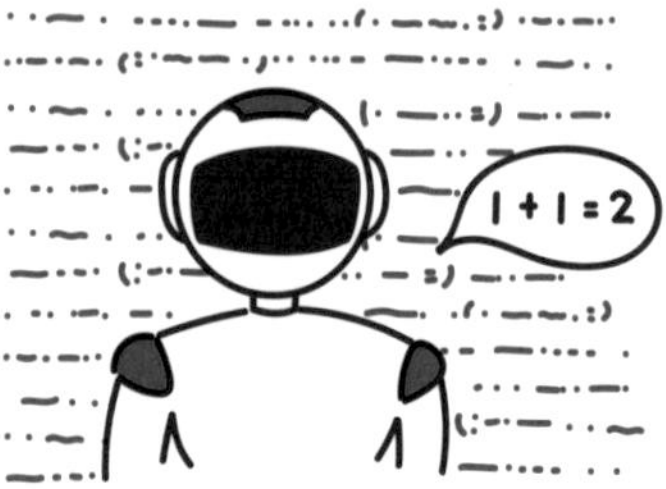

AIは膨大なデータを集積・記憶し、それを駆使して答えを導き出す。

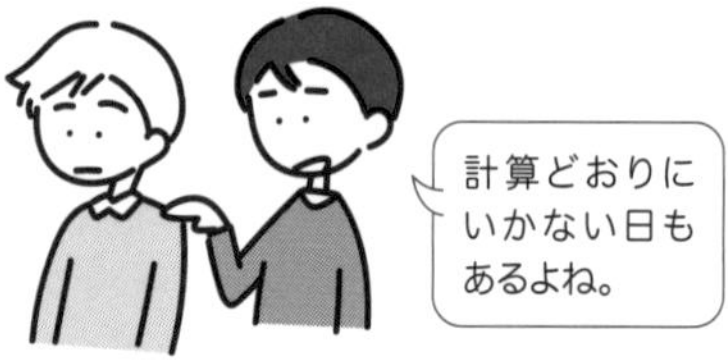

人の脳にはマインドワンダリングという揺らぎがあり、気まぐれで自由で衝動的な答えを出すことがある。

AIは情報や数式で人間の脳は衝動ではたらく

AIはしくみや数式に依存して結論を出すものであるのに対して、人の脳はかなり個性的な成長を遂げます。そして**人の脳はAIよりはるかに気まぐれで、好みが自由で、行動も衝動的**です。どんなものを美しいと思うかも、何をおもしろいと思うかも人それぞれで、同じ人のなかでも好みに揺らぎや変化が生じます。つまり、人の脳のしくみは統計的に平均化しにくく、逆に平均化してしまうと、

POINT

感情の曖昧さや気まぐれさはAIでは置き換えにくい

■ AIで人の脳を再現できるか？

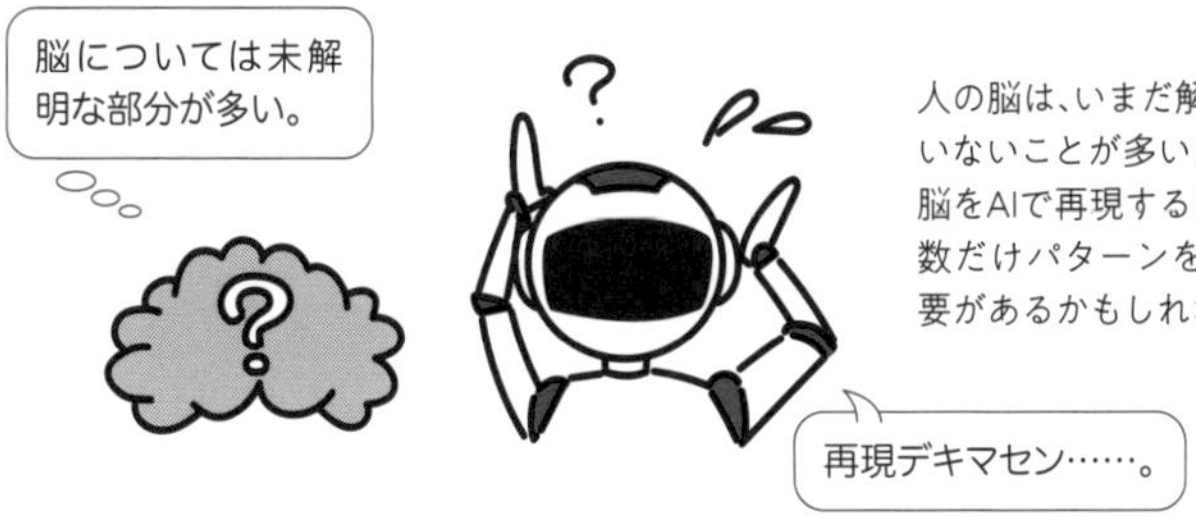
脳については未解明な部分が多い。
再現デキマセン……。

人の脳は、いまだ解明されていないことが多いため、人の脳をAIで再現するには、人の数だけパターンをつくる必要があるかもしれない。

それは個人の脳のしくみから遠ざかることになります。脳の気まぐれ度合いを正確にＡＩで再現するには、人の数だけＡＩのパターンをつくる必要があるかもしれません。

　人の脳には、目の前の出来事から逸れてほかのことを考える、いわゆるマインドワンダリング（59ページ）の状態になるときがあります。人の脳はさまざまな変化に対応しようとするため、システムのように固定のルールに沿ったはたらきをするのではなく、いろいろなことを考える「揺らぎ」を持ち合わせています。これは脳の本質のひとつといえるでしょう。

　ＡＩは膨大なデータを集積できるので、人間よりもはるかに多くの情報を持っていることは確かです。しかし、情報の質という点において、人の脳が収集する情報の質はまだ解明できていません。よって、**情報量が多いＡＩが、人間よりも優れたものをつくれるのか、感動を与えるものをつくれるのか、というと必ずしもそうではない**のです。脳の解明が途上である以上、現時点では、人の脳をＡＩで再現すること、ＡＩが完全に人間の脳の代わりになることは難しいといえるでしょう。

COLUMN

運動と瞑想は身体と脳によい影響を与える

身体と脳の疲れが良質な睡眠へと導いてくれる

運動と瞑想は身体や脳によい影響を与えます。

　まずは運動について。運動をすると、身体と脳の運動系脳番地がはたらくため、身体と脳の両方が疲れる状態になります（34ページ）。この**身体と脳の疲労感こそが、良質な睡眠へと導いてくれる**のです。例えば、長時間のデスクワークでは、脳を酷使しても身体を酷使することはありません。身体が元気なままだと、疲れを感じているのに寝つけなかったり、眠りが浅かったりする原因となるのです。そしてその結果、脳は十分な休息が取れなくなってしまいます。また、運動不足は心臓病や糖尿病、肥満などの生活習慣病、がんやうつ病の原因にもなります。こうした観点からも適度な運動は身体と脳の両方にとって重要なのです。

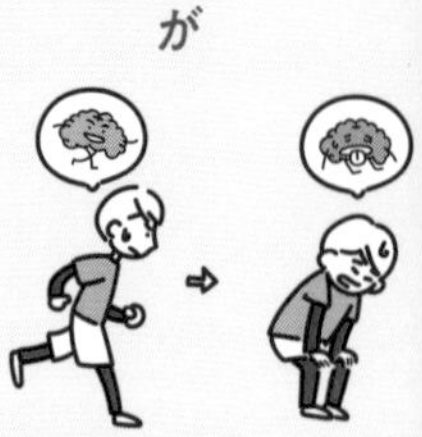

　そして、瞑想について。瞑想では「呼吸」を重視しますが、人間が普段行っている呼吸では実は酸素を十分に取り込めていないのです。酸素は脳にとって必要不可欠です。**瞑想で深くゆっくりとした呼吸法を行うと、身体や脳の太い血管だけでなく、直径0・01ミリ以下の細い毛細血管にまで十分な酸素を送り届けることができ、身体や脳の疲労からの回復を助けてくれます。**

おわりに

自分の脳を自分で創造できる時代

現代脳科学を日々の社会生活に効果的に活かすことができるように、本書を製作しました。脳の知識がまったくない初学者でもわかりやすいよう、日常の具体例を多く用いて、イラストを使ってまとめました。

本書を手に取ってくださった読者が、仕事や日常の悩みなど困ったことに対して、脳をどのように効率よく使えばよいかを、8系統の脳番地を使って説明しています。脳番地は、現代脳科学が生み出した新しい脳の見方です。弱みの脳番地は短所や不得意をつくり、強みの脳番地は長所や得意を生み出します。これらの脳番地の1カ所だけではなく満遍なく使うことで、脳が成長していきます。脳番地の考え方に習熟することで、自分の潜在能力を日々覚醒させて、自分の能力を最大化させる脳の使い方ができるようになっていきます。

昨日までの自分より今日のほうが脳が成長している

脳の皮質には、成熟した細胞ばかりではなく、未熟で未発達な「潜在能力細胞」(脳内にある使われていない神経細胞)が存在して、何歳になっても脳の成長を支えています。脳の成長を裏づける出来事を、2つ紹介します。

ひとつめは、本書の「はじめに」でも少し説明したfNIRS法を使って、話すことも動くこともほとんどできない、脳に障害のあるお子さんの脳を計測した際の出来事です。最初は、当時の総理大臣の名前を何回も聞かせてみましたが、まったく無反応でした。しかし、隣のベッドで一緒になった子どもの名前や頻回に世話をしてくださる看護師さんの名前には素早く反応して、聴覚系脳番地でしっかり酸素消費反応が観察できました。運動系脳番地は使えませんが、意識のない状態に見えても、聴覚系や記憶系の脳番地はしっかりはたらいており、人の名前を覚えていたのです。

2つめは、生まれてから20年ほど会話をしたことがなく、四肢の不自由な人の脳を「脳相診断法」で詳細に調べたときのことです。脳相(経験などにより変化する脳のかたち。成長や衰えによって変化する）を分析したところ、音声を発することが困難でもコミュニケーションが可能であると判断しました。そこで、その人がよく見ていると考えられるアニメの映像を見せながらfNIRS法で脳機能を計測しました。映像を消すと目の動きが一瞬変わり、理解系脳番地に脳反応が見られました。今度は、映像を消した状態から肘の位置にスイッチを持ってきて介助しながらスイッチを入れました。すると、さらに脳反応が強くなりました。続けて何回か繰り返している間に、脳反応がどんどん変化して、スイッチを入れる前の状況から脳の準備反応が出現しました。この方は、脳の酸素消費を示す機能を計測したときから3～4カ月後には、自分で簡単なスイッチ操作ができるようになり、器具を使った意思表示が可能となり、生まれてはじめて母親との意思疎通ができるようになったのです。

このように、私は脳番地の酸素交換のしくみを頭皮上からリアルタイムに観察する国際特許技術を発明し、実用化してきました。神経細胞が酸素交換するしくみを観察することで、私たちの経験が随時、脳に反映されていることがわかります。「潜在能力細胞」が発達するきっかけは、日々の「経験」です。私たちの脳は、昨日よりも今日の新しい経験が脳のハードウエアに加わるしくみを持っているのです。

神経細胞の酸素交換によって脳相が変わる

「潜在能力細胞」の成長に酸素交換反応が深くかかわっていると確信を得た私は、脳の形が変わるしくみを可視化する最先端脳科学技術に取り組みました。この原案は、30歳のときに考えだし、MRIの国際学会に発表し、MRIの発明によるノーベル賞受賞者をはじめ、識者に強いインパクトを与えました。しかし、医療で用いられている個人レベルの脳診断を実現するためには、技術的な壁がありました。そこで私は、病気の人と健康な人を区別する従来の脳画像診断ではなく、健康な人を対象にした研究に挑みました。まず、健康な人と接するために、生命保険会社の健康診断の手伝いを始めました。いろいろな人たちとかかわるうちに、見かけはさほど変わらなく見える人たちが、性格も、健康状態も、仕事も日々の生活もまったく違うのだと実感しました。数年後、MRIの脳相診断技術を発明して、それから20年間、一人ひとりの性格や精神状態、健康状態をその人の脳相と対比してきました。すると、私の想像を超えた信じられないほどの密接な関係性があることがわかりました。

脳相時代から超脳野時代への未来社会

私が渇望する未来社会は、脳科学の知見が積み重なることよりも、人類の脳が進化している社会です。よって脳科学者には、脳の知見を積むだけではなく、自らの脳相も変えるたゆまぬ努力が不可欠だと考えています。

脳科学者が率先して自らの脳を自由自在に成長させて、脳相を変えていく「脳道」を歩む時代。それが、「脳相時代」の始まりです。脳相時代はすでに、わたしが「脳道」を志したときから始まっています。そして、「脳相時代」は脳科学者から万人に広がり、その先には、人類が未完成の「超脳野」を進化させる「超脳野時代」があります。自らの脳の研究を究めようと志すならば、おのずと超脳野の使い方に辿り着きます。

一人でも多くの人が「脳道」の第一歩を印すことを願います。

脳内科医／「脳の学校」代表　加藤俊徳

発達障害 — 22、23、113、138、139
パワーハラスメント —— 104
非言語コミュニケーション —— 32、33
微小変化観察能力 —— 136、137
皮膚感覚 —— 17、30、54
ファミリーレジリエンス —— 22、23
フェイクニュース —— 128、129
副交感神経 —— 47、56、61
プラシーボ効果 —— 68、69
フラッシュバック —— 78、79、88
プランニング —— 34
プレッシャー —— 53、58、108、109
プロソディ（韻律） —— 131
平衡感覚 —— 17、18
閉塞性睡眠時無呼吸症 —— 49
扁桃体 —— 30、31、36、37
方向音痴 —— 72
報酬系 —— 64、65、76
ポジティブ —— 67

ま行

マインドワンダリング —— 59、146、147
マルチタスク —— 28、35、49、110、111
無意味記憶 —— 20、21、100
瞑想 —— 148
メタ認知（メタ認知能力） —— 82、83、92、93、94
網膜 —— 38

や行

猶予型実行能力 —— 136、137
夢 —— 56、57
揺らぎ —— 146、147

ら行

リーダーシップ —— 126、127
理解系脳番地 —— 14、26、27、29、32、36、38、40、41、44、54、55、58、76、77、78、90、110、115、118、122、124、126、127、128、130、132、134、135、138、140
レジリエンス —— 22、23、96、97
レム睡眠 —— 56、57

聴覚系脳番地 —— **14**、**26**、**27**、32、**36**、**37**、**40**、54、61、**72**、**73**、**84**、**85**、90、110、124、**126**、127、**130**、132、138、139
長期記憶 —— **42**、48、**49**、**54**、**55**、**57**、**62**、63、**69**、76、77、**78**、**79**、**88**、125
超前頭野 —— **17**
超側頭野 —— **17**
超頭頂野 —— **17**
超脳野（スーパーブレインエリア）—— **16**、**17**、18、19、20
デジタル機器 —— **50**、**51**、**117**
デジタル思考 —— **104**、**105**
デジタルデトックス —— **116**、**117**
手続き記憶 —— **42**、**54**、**124**、**125**
伝達系脳番地 —— **14**、**26**、**27**、**32**、**33**、34、44、78、119、122、124、127、128、**130**、138、139
動体視力 —— **38**、136、137
同調性バイアス —— **118**、**119**
頭頂葉 —— **16**、**17**、30、31、40
ドーパミン —— **46**、**47**、**64**、**65**、76
トラウマ —— **78**、**79**、88

な行

ニコチン —— **64**、**65**
ニューロン —— **25**
認知バイアス —— **80**、**81**、88、**89**
ネガティブ —— **66**、**67**、**78**、**79**、115、116
脳幹 —— **18**
脳損傷 —— 22、41
脳内報酬系 —— 46、**64**、**65**
脳番地 —— **14**、**26**、**27**、28、30、32、33、**34**、**35**、36、38、39、40、42、44、45、50、51、52、54、60、61、67、71、72、75、78、82、86、**90**、99、**100**、101、103、**110**、111、118、124、**126**、127、130、131、132、134、138
脳番地トレーニング —— **101**
ノーシーボ効果 —— **69**
ノルアドレナリン —— **46**、**47**
ノンレム睡眠 —— **49**、**56**、**57**、120

は行

把握反射 —— **18**、**19**
バイアス —— **80**、**81**、**88**、89、**118**

視床 ―― **38、39**
自然治癒力 ―― **68、69**
シナプス ―― **18、19、46、47**
シナプス小胞 ―― **47**
自発性 ―― **106、107**
社会的欲求 ―― 46
秀才型実行能力 ―― **136、137**
小脳 ―― **18、19**、42、43、54、124
情報処理プロセス ―― **127**
自律神経 ―― 47、59、75、94
神経回路 ―― **64**、65
神経細胞 ―― 18、19、22、**24、25、46、47**、60、61
神経線維 ―― 26
神経伝達物質 ―― **46、47**、64、76
シンパシー ―― **86、87**
髄質 ―― 47
髄鞘形成 ―― 18、**20、21**
睡眠障害 ―― 49
睡眠不足 ―― **92、93**、94、101
成功体験 ―― **64**、109
静止視力 ―― **38**
精神障害（精神疾患） ―― **22、23**
性的欲求 ―― 75
セクシュアルハラスメント ―― 104
セロトニン ―― **46、47**
潜在能力 ―― **115**
選択的聴取（カクテルパーティー効果） ―― **36、37**
前頭葉 ―― **16、17**、18、**19**、26、**28**、30、31、38、39、**62**、63
即時型実行能力 ―― **136、137**
側頭葉 ―― **16、17**、30、31、**40**、42、43、57

た行

大脳 ―― **17**、18、**19**、41、**101**
大脳基底核 ―― 54、124
大脳皮質 ―― **16、17、18、19**、45
タバコ ―― **64、65**
短期記憶 ―― **42**、43、48、**49、54、55、56、57、62**、63、69、76、77、125
中脳 ―― **18**
聴覚系注意力 ―― **36**

記憶系脳番地——**14**、**26**、**27**、33、36、**40**、**42**、**43**、**48**、63、72、73、**76**、77、78、122、**124**、**130**、131、138、139

記憶力——**48**、**49**、51、52、**100**、**101**、122、123、**124**、130、132、144

危険察知能力——**136**、**137**

ギャンブル——46、64

橋——**18**

空間認識——71

空間認知能力——**72**、**73**

グリア細胞——24、**25**

クリエイティブ——102、103、**135**

グルコース——52

言語コミュニケーション——**32**、**33**

交感神経——12、**47**、**58**、59、**66**

高次脳機能——**40**、**41**

後頭葉——17、38、39

行動欲求——75

さ行

作業記憶（ワーキングメモリ）——**76**、**77**、**124**、**125**

左脳——**30**、**31**、**32**、36、37、**38**、**39**、**70**、**71**、107、118、124、**130**、131、134、135

三大神経伝達物質——**46**

ジェスチャー——**32**、33、39、85

視覚系脳番地——**14**、**26**、**27**、33、34、**38**、**39**、**40**、44、54、72、**73**、**84**、**85**、90、110、124、127、132、**134**、135、138、139

軸索——**18**、**47**

思考系脳番地——**14**、**26**、**27**、**28**、**29**、32、34、40、49、54、**55**、58、**62**、63、75、78、86、90、99、**106**、107、118、119、122、**123**、124、127、128、132、140、142

自己認知——**82**、**83**

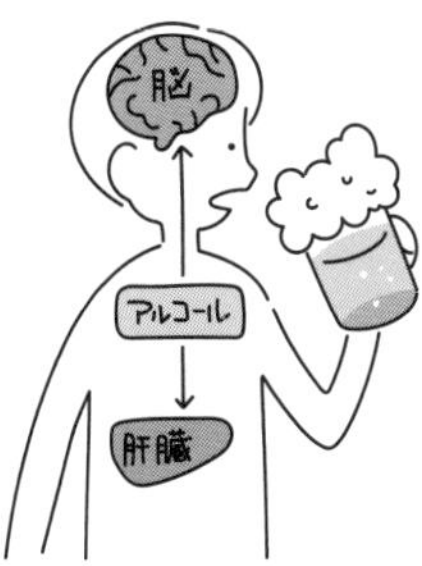

索引

欧文

ADHD（注意欠陥・多動性障害）—— 22、113、138

AI —— 13、128、129、133、146、147

ASD（自閉症スペクトラム障害）—— 138、139

IQ検査 —— 102、103

LGBTQ —— 140、141

MRI —— 26、45

PMS（月経前症候群）—— 94、95

あ行

アイデア —— 13、88、102、103、134、135、140、141

アナログ思考 —— 104、105

アルコール —— 46、62、63、116

アルツハイマー型認知症 —— 42

イケア効果 —— 88

一卵性双生児 —— 45

意味記憶 —— 20、21、48、99、100

ヴァルネラビリティ（脆弱性）—— 97

右脳 —— 30、31、32、36、37、38、39、70、71、118、124、130、131、134、135、138、139

運動記憶 —— 42、101

運動企画 —— 34、35

運動系脳番地 —— 14、21、26、27、32、34、35、38、44、61、75、90、103、124、148

枝ぶり —— 26、45

エピソード記憶 — 50、124、125、132

延髄 —— 18

お酒 —— 62、64、65

か行

外側膝状体 —— 38

海馬 —— 20、21、42、43、48、49、51、54、55、56、62、98、101、124、142

過緊張 —— 59

可塑性 —— 19

カフェイン —— 64

感覚野 —— 34

感情系脳番地 —— 14、26、27、30、31、34、36、54、63、71、75、76、86、87、94、99、107、110、118、123、127、130、132、138、139

甘味 —— 64

●参考文献

『発達障害の子どもを伸ばす 脳番地トレーニング』加藤俊徳／秀和システム

『「忘れっぽい」「すぐ怒る」「他人の影響をうけやすい」etc. ADHDコンプレックスのための"脳番地トレーニング"』加藤俊徳／大和出版

『一生頭がよくなり続ける すごい脳の使い方』加藤俊徳／サンマーク出版

『ビジュアル図解 脳のしくみがわかる本 気になる「からだ・感情・行動」とのつながり』加藤俊徳（監修）／メイツ出版

『脳とココロのしくみ入門』加藤俊徳／朝日新聞出版

『こころのもやもやを脳のせいにしてラクになる方法』加藤俊徳／ WAVE出版

●スタッフ

編集協力：金丸信丈・花塚水結・上野花音（株式会社ループスプロダクション）、鈴木瑞穂
カバー・本文イラスト：Tomoko Fujiwara（OFFICE SHIBACHAN TOKYO）
本文・カバーデザイン：山之口正和＋齋藤友貴（OKIKATA）
DTP：竹崎真弓（株式会社ループスプロダクション）
校正：株式会社ライズ、高木直子

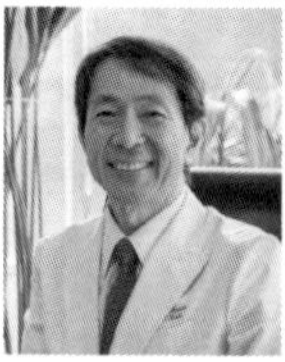

著者：加藤俊徳（かとう・としのり）

脳内科医、医学博士。加藤プラチナクリニック院長。株式会社「脳の学校」代表。昭和大学客員教授。脳科学・MRI脳画像診断の専門家。脳番地トレーニング、助詞強調音読法を開発・普及。14歳のときに「脳を鍛える方法」を知るために医学部への進学を決意。1991年に、現在世界700カ所以上の施設で使われる脳活動計測「fNIRS法」を発見。1995年から2001年まで米ミネソタ大学放射線科でアルツハイマー病やMRI脳画像研究に従事。発達障害と関係する「海馬回旋遅滞症」を発見。現在、小児から超高齢者まで、独自開発した加藤式脳画像診断法を用いて脳個性診断を行い、脳の成長段階、強み弱みを診断し、学習指導や適職相談など、薬だけに頼らない治療を行う。著書に『一生頭がよくなり続ける すごい脳の使い方』（サンマーク出版）、『1万人の脳を見た名医が教える すごい左利き』（ダイヤモンド社）、『なぜうまくいく人は「ひとり言」が多いのか？』（クロスメディア・パブリッシング）など多数。

加藤式MRI脳画像診断をご希望の方は、以下のサイトをご覧ください。
加藤プラチナクリニック公式サイト　https://nobanchi.com

思考のクセがわかる！

脳のメカニズムについて
加藤俊徳先生に聞いてみた

2024年5月7日　第1刷発行

著　者　加藤俊徳
発行人　土屋　徹
編集人　代田雪絵
編集担当　小野優美
発行所　株式会社Gakken
〒141-8416 東京都品川区西五反田 2-11-8
印刷所　中央精版印刷株式会社

●この本に関する各種お問い合わせ先
・本の内容については、下記サイトのお問い合わせフォームよりお願いします。
https://www.corp-gakken.co.jp/contact/
・在庫については　Tel 03-6431-1201（販売部）
・不良品（落丁、乱丁）については　Tel 0570-000577
学研業務センター　〒354-0045 埼玉県入間郡三芳町上富 279-1
・上記以外のお問い合わせは　Tel 0570-056-710（学研グループ総合案内）